労働トラブル110番

―ブラック企業と呼ばれないための必須対策―

医療・介護業界編

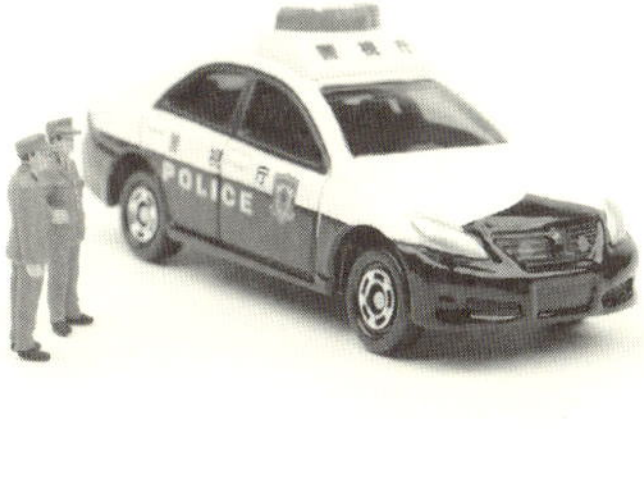

竹谷保宣
米田憲司 著
（社会保険労務士法人ベスト・パートナーズ）

はじめに

バブル崩壊からリーマンショック以降の長らく続いた労働力の過剰供給により経営者はいつしか労働力に対して危機感を失い、「ヒト・モノ・カネ」と言われるいわゆる企業にとって不可欠な3大構成要因のなかで「モノ・カネ」のみがクローズアップされ、「ヒト」のみが長らく軽んじられる時代が続きました。

しかし既にお分かりの通り現在の超売り手市場においてもはや過去の経営者の志向は一切通じない時代が到来しています。特に労働集約型の医療・介護の現場においてはその傾向が顕著です。ネット社会の影響も受け労働者はますます強くなり経営者と労働者の立場は完全に逆転したのです。

このような労働者優位の激動の時代をうまく乗りきり、また、ヒトという荒波を無事に乗り越えて行かなければならないのです。本書が、医療・介護の経営のヒントとなり、また一助となれば幸いです。

序章（プロローグ）

この本は、医療・介護業界の経営の一翼を担っていらっしゃる方に向け、社会問題となっているブラック企業へつながる可能性も孕《はら》んだ労働トラブルをどう解決すればよいのかを事例を挙げて書き下ろしました。あなたは、この本を通じて、労働トラブルの解決策や解決のヒントを掴《つか》むことができるでしょう。

少子高齢化が進み、日本の人口は増加から減少へ転じています。そのようななかで、需要を拡大しているのが医療や介護といった業界です。2060年には高齢化率が40%に迫ると言われており、その必要性は今以上に高まります。この本を手にとられたあなたは、将来の日本を支えるこれらの重要な業界に携わっている方でしょう。

あなたもご存知の通り、医療・介護業界とも、事業所数や労働者が増加するなかで、解決しなければならない課題も多く抱えるばかりか、ますます増えています。患者やお年寄りに寄り添う仕事は、決して楽なものではないこともあり、患者トラブルだけでなく、労働トラブルや人手不足に頭を悩ませている方も多いでしょう。人と人とのつながりに喜びを感じ、誇りを持っているあなたにとって、労働トラブル対策に時間を取られたり、肝心の働き手から人気がなかったりという現状はあまりに悲しく、残念なことに違いありません。

とはいえ、悲しんでばかりはいられません。医療や介護業界での数々の労働トラブルや人手不足は、早急に対処しなければ、日本の将来を脅かすと言っても過言ではないからです。ひとつひとつの問題にしっかりと対処しながら、よりよい道を探っていかなければいけません。


ところで、労働トラブルが起こった際に、労働者が頼りにする駆け込み寺は少なくありません。一方で、経営者はどこに頼ればいいのでしょうか。特に、医療・介護業界に明るい専門家を探すとき、残念ながら、答えに迷ってしまう経営者の方もいらっしゃいますが、そんなときに役立てていただきたいのが、私たち医療・介護業界に精通し、かつ経営者側に立つ経験豊富な社会保険労務士（以下「社労士」という）なのです。

私たちは、真面目に経営に取り組まれている医療施設や介護事業者のパートナーとしてお役に立ちたいという思いを胸に、社労士業務の枠を超えてサポートをしてきました。そして今、私たちのもとには医療・介護の業界の労働問題にまつわる知識と、問題解決のノウハウが蓄積されています。これらを事業者のみなさまに還元し、役立てていただきたい。それが本書執筆の動機です。

労働問題に関する書籍は大量に出版されていますが、大半は労働者を守るために書かれたものです。経営者やマネージメント側を守るためのテキストや書物はあまり多いとは言えません。

本書では、経営者やマネージメントに携わる方々（以下「経営者側」）に向け、あくまで「雇う側」の立場から、解決策をお伝えしていきます。もちろん、経営者側が好き勝手に振る舞うための指南書ではありませんし、スタッフのみなさんと敵対するためのものではありません。経営者側が間違っていれば、耳の痛いことを言うこともあります。

なぜならば、経営者側のあなたが労働トラブルや解決策について十分な知識を持てないために苦労されているケースも少なくないからです。

日本の労働法は労働者を守るための性格が強く、経営者側の自由はかなり限られています。その一方で、過労死はいまだにあとを絶ちません。英語では働きすぎをワーカホリックと言いますが、過労死はそのまま日本語の「karoushi」も使われているほどです。

ただ、医療の技術が進歩するように、社会の風潮も変化しています。近年は『働き方改革』という神輿のもと経営者側の行き過ぎを許さない土壌ができつつあります。長時間労働や未払賃金など、法律を遵守しない会社などは〝ブラック企業〟とも呼ばれるようになりました。自分の事業所をブラック呼ばわりされて気持ちのよい経営者はいないでしょう。しかしながら、自らの事業所で起こっている問題に無自覚でいたり、昔は大丈夫だったなどと片付けていたりしては、気づかないうちに〝ブラック企業〟の仲間入りをしていても不思議ではない時代なのです。

また、経営側の非がなくても、労働トラブルは発生し、対策を誤ると大変な事態を招くことがあります。医療・介護の仕事は未だ人手がなくては成り立たない労働集約型の業種です。経営者側にとっては、労働者の意識の変化も無視できません。育った時代や環境が異なれば、考え方も変わっていきます。しっかりと権利を主張するスタッフも増えています。もちろん、権利の主張自体は悪いことではありません。年功序列の仕組みが崩壊しつつある今、昔と同様の帰属意識を求めるのは酷なことです。ただ、なかには無茶な主張をするスタッフや主張だけして勤務意欲が低いスタッフもいます。いわゆる〝モンスター社員〟です。その存在を放置しておくと、毎日ネガティブキャンペーンを繰り返し周囲のスタッフへの悪影響となるだけでなく、患者や利用者の方たちに迷惑が及ぶ恐れもあります。内側から〝ブラック企業化〟が進む可能性があるのです。

経営者側、スタッフ側どちらに問題があっても、トラブルが発生し、〝ブラック企業化〟は起こります。しかしながら、数々のトラブルを防ぐ手立てとなり得る就業規則や雇用契約書すら作成していない事業所が少なくないのです。

今、経営者側のあなたに求められているのは、問題解決に向けた知識と術を得ることです。

また、労働トラブルには、業界ごとの事情も関係しているため、業界が異なれば、表面化する問題や防止策、解決策もさまざまです。餅は餅屋という言葉があるように、私たちには、労働トラブル解決のスペシャリストとしての長年の経験があります。なかでも、医療・介護の両業界での諸問題解決についての知識とノウハウには、他の事務所には負けない自信を持っています。

そこで、本書では医療と介護業界が抱える解決すべき課題を中心に、事例も交えながら、対応策や予防策についてまとめています。たとえば、近年どの業界でも増えているいじめやハラスメントの問題や、労働意欲の低い一部のスタッフによって職場の和が乱れている問題。また、医療業界ならば労働時間に関する制度が整備されていない問題です。介護業界ならば離職を防げる制度が十分に活かされていない問題などです。

本書を最後まで読んでいただくことで、あなたが、今この時代の労働トラブル対策として必要な知識を得られる構成にしています。また、できれば、早いうちにかかりつけ医のように信頼できる社労士も確保しておくことをおすすめします。その必要性については、読み進めればわかっていただけるはずです。本書が問題解決や予防への糸口となり、社会を支えるあなたの事業所のさらなる発展へとつながれば幸いです。

第1章　ブラック企業とは？

いったいどうすれば、ブラック企業につながる労働トラブルの発生を防げるのでしょうか。その対策を学ぶ前にまずは、ブラック企業というなんとも物騒な響きを持つ言葉について、知っておく必要があります。

この言葉が市民権を得たのは、つい最近のことです。10年ぶりに改訂され、2018年1月に発売された広辞苑では、新たに加えられた1万語のなかの代表格として報じられました。つまり、この10年間のうちに、一気に広まった言葉であるとともに、近年の社会を代表する言葉でもあるのです。

もともと、ブラック企業という言葉が脚光を浴びはじめたのは、2008年のリーマンショック以降といわれています。この頃にその存在が顕著になった、若者を使い捨てるような企業を指す言葉として、まずは広まりました。これらの企業の多くは、どちらかというと創業からの日が浅い会社でした。年功序列、終身雇用といった日本的な働き方が崩壊しつつあるなかで、スタッフを低賃金で長時間労働に勤しませ、容赦ないパワーハラスメントによって心身ともに支配したのです。

こうした企業の存在について問題提起した今野晴貴氏の著書などによって、ブラック企業という言葉はさらに認知度を高め、ブラック企業の存在は社会問題へと発展していきます。2013年には、新語・流行語大賞のトップ10にも選ばれました。また、それと前後して、ブラック企業大賞なる賞まで発足しています。

さて、ブラック企業について「うちはさすがにそこまで酷いことはしてないから大丈夫だよ」と思っている方もいらっしゃるかもしれません。しかし、現在、その言葉は当初よりも広義に使われるようになっています。

たとえば、もともと日本型企業の多くは、長時間労働を強いる見返りとして、十分な賃金を支払い、将来も保障してきました。当然、過酷な労働も、21世紀に入って突然広がったわけではありません。昔からあったのです。ただ、ブラック企業という言葉もありませんでしたし、そこまで問題視されることもありませんでした。

しかし、時代は変わりそれを象徴するような悲劇が、大手広告代理店・電通の若手女性社員が命を絶った出来事でした。1月あたり100時間以上の残業を重ねた末に過労死自殺をした事件は、記憶に新しいでしょう。ご遺族による電通を相手どっての提訴が、マスコミにも大きく取り上げられて以来、世界の電通があっという間に「ブラック企業」になってしまいました。人の命を奪うほど過酷な労働条件を社員に強いる「ブラック企業」であると騒がれて、社長が辞任に追い込まれました。一般的な日本の企業と比べても圧倒的に恵まれた制度を持っていたはずの企業ながら、今では「ブラック企業」の代表格として認知されているといっても過言ではないでしょう。

電通のような大会社の場合、下がどのような労務管理をしているかを詳細まで把握していない場合が多く、新人の女性社員が月100時間もの残業を強いられていたことなどまで社長は知らなかったと思います。それでもマスコミ報道をきっかけにあれだけ世間に騒がれれば、もう社長は知らなかったでは済みません。電通ほどの大会社でなくても、いまは経営者が知らないうちに訴訟を起こされるようなケースは日常茶飯に起きています。一度労働事件を起こしたら、その会社はあっという間に倒産にまで追い込まれてしまいます。その意味で今は経営者にとって「受難の時代」が到来したと言えるのではないでしょうか？

ところで、この受難の時代は実はブラック企業が出現する前から少しずつ進行していたものでもあります。ご存知の方もいらっしゃると思いますが、電通で若手社員が自殺したのは、これが初めてではありません。電通事件とも呼ばれた事件が１９９０年代にありました。実は、このときの裁判によって、長時間労働などによる鬱で自殺した社員に対し、安全配慮義務に違反があったとして、企業の損害賠償責任が初めて認められたのです。

過労死は今に始まったことでなく、昔からありました。ただ、過労死で亡くなる人がいても、訴えられることはなく、会社側も、退職金を少し多めに払うなどして対応していました。しかし、この裁判がきっかけとなり、この頃から過労死した社員の遺族が企業を相手取って損害賠償請求の裁判を起こすようになりました。その流れがブラック企業問題とも合流して、大きな社会問題として認知されるようになったのです。もし社員の過労死などが起これば、退職金どころの話でなく、損害賠償や慰謝料まで請求されて当たり前の時代なのです。今日では、このような裁判について、遺族のわがままと受け取る人はほとんどいないでしょう。

また、労働基準監督署やその他の行政機関へスタッフが相談を寄せるケースも以前と比べて激増しています。

労務トラブルはこんなに多い

総合労働相談コーナーへの相談件数	1,104,758件
うち民事上の個別労働相談件数	253,005件
都道府県労働局長による助言・指導	9,185件
紛争調整委員会によるあっせん	5,021件
労働局雇用均等室への相談（※1）	99,596件
労働関係民事訴訟の新受件数（※2）	3,392件
労働審判事件の新受件数（※2）	3,369件

2018.6.27厚労省発表「平成29年度個別労働紛争解決制度の施行状況」より
※1は「平成29年度都道府県労働局雇用環境・均等部での法施行状況」より
※2上段は2016最高裁速報値。下段は2017最高裁発表値）

潜在数は顕在数の10倍以上・・・10,000,000件以上

これは、日本の企業数（約510万社）の2倍にも・・・

つまり、極言すれば、ほぼすべての会社に労務トラブルの芽があるのです。

現在の若者は、インターネットの浸透もあり、労働問題に関する意識が非常に高くなっています。そんななかで、「こっちは給料を払っているのだから、言うことを聞いて当然だ」という姿勢では、到底受け入れられないどころか、即座にブラック企業の烙印を押される恐れがあります。また、昔のような帰属意識を望むことも不可能です。特に、リーマンショック後のブラック企業で使い捨てられた若者たちのように何も言えなくなることの怖さも知っています。嫌なものは嫌だとしっかりと主張をする時代へと移り変わっているのです。かつては目をつぶって会社の要求に応えてくれていたことも、今では簡単に訴訟問題に発展して、気がついた時には経営者が被告になったり、社会的に罰せられたりする恐れもあります。

また、「昔はよかったんだから今もいいだろう」という考え方が通じないのには、もうひとつ、大きな理由があります。

日本は先進国の中で最も労働法が厳しい国です。

労働基準法や、平成20年に施行された労働契約法は、通常の民事の契約である民法や商法をはるかに上回る特別法で、飛びぬけて厳しい規制がかけられています。本来、「契約自由の原則」というものがあるはずなのに、雇用契約には一切の自由が働かないと言っても過言ではないほどです。日本はそれだけ規制の厳しい国なのです。

昔は今と違って重労働を強いても大丈夫だったのではなく、違反が黙認されていたに過ぎません。しっかりと見返りを用意するかわりにモーレツに働かせる日本型の働き方も、アウトだったのです。ただ、労働者が経営者側を訴えることがそれほど多くなかっただけなのです。

現在では、労働基準法の不備をフォローするように労働契約法も加わって、さらに厳しくなり、労働者が言いたいことを言える時代になっています。労働基準法の強い規制の中で、企業がまともに労働者と向き合うと、昔のままではブラック企業と呼ばれかねません。

では、企業としては「一体どうすればいいのか?」と、藁にも縋る思いの経営者も多いはずです。

今すぐにできることがひとつあります。とにかく、労働法に違反しないことです。ブラック企業の背後には、悪徳社労士が抜け道を指南していると指摘されることがありますが、そんな社労士はいたとしてもごく一部です。コンプライアンスを意識するうえで、できることを考えなければいけません。

ブラック企業と呼ばれることのリスクとは

こうした社会の変化を国も見逃すわけにはいきません。「働き方改革」の名の下に対策に乗り出しました。たとえば、厚生労働省は「過労死等ゼロ」の緊急対策を実施。その一環として、２０１７年5月から、労働基準関連法令に違反したとして社名を公表した企業の一覧表を初めて作成し、ホームページに掲載していました。この「労働基準関係法令違反に係る公表事案」として発表されたリストはブラック企業リストとも呼ばれ、原則として送検を公表した日から約1年間掲載されることになっています。第一弾として掲載されたのは、２０１６年の10月から翌年3月に書類送検された３３４社で、そのなかには、電通も含まれていました。

労働基準関係法令違反に係る公表事案

東京労働局　　　　最終更新日：平成30年5月31日

企業・事業場名称	所在地	公表日	違反法条	事案概要	その他参考事項
（有）北葉塗装	千葉県市原市	H29.6.2	労働安全衛生法第20条 労働安全衛生規則第279条	爆発が生ずるおそれのあるタンク内部で、点火源となるおそれのある送風機を使用させたもの	H29.6.2送検
（株）エイチ・アイ・エス	東京都新宿区	H29.6.14	労働基準法第32条	東京都内の２事業場において、労働者２名に、36協定の延長時間を超える違法な時間外労働を行わせたもの	H29.6.14送検
かんの工業（株）	東京都西東京市	H29.6.14	労働安全衛生法第100条 労働安全衛生規則第97条	休業４日以上の労働災害が発生したのに、遅滞なく労働者死傷病報告書を提出しなかったもの	H29.6.14送検
（有）南街園	東京都東大和市	H29.7.6	労働安全衛生法第20条 労働安全衛生規則第194条の11	高所作業車の転倒を防止するため、地盤を水平かつ堅固に保つための措置を講じなかったもの	H29.7.6送検
（株）ケイ・セクション	神奈川県相模原市緑区	H29.7.18	労働安全衛生法第100条 労働安全衛生規則第97条	休業４日以上の労働災害が発生したのに、遅滞なく労働者死傷病報告書を提出しなかったもの	H29.7.18送検
（株）大勝	神奈川県横浜市西区	H29.8.25	労働安全衛生法第20条 労働安全衛生規則第157条	傾斜地のコンクリートガラ上で、誘導者を配置することなく解体用車両系建設機械を用いて作業を行わせたもの	H29.8.24送検
山縣建設（株）	埼玉県川口市	H29.8.31	労働安全衛生法第31条 労働安全衛生規則第654条	請負人の労働者に、墜落の危険のある箇所に、手すり等を設けていない架設通路を使用させたもの	H29.8.21送検
リリカラ（株）東京流通センター	東京都品川区	H29.8.31	労働安全衛生法第21条 労働安全衛生規則第519条	高さ約３ｍのフォークリフトの運転者席で、安全帯を使用させることなく労働者に作業を行わせたもの	H29.8.31送検
（株）ホーミング	東京都八王子市	H29.9.7	労働安全衛生法第21条 労働安全衛生規則第518条	高さ約６ｍの梁上で、安全帯を使用させることなく労働者に作業を行わせたもの	H29.9.7送検

送検されること自体も企業としては大打撃ですが、こうして一覧表で閲覧できる状態にされることも大きな損害となります。

また、体力がある大企業は持ちこたえられるかもしれませんが、中小企業にとっては、存続の危機に立たされる可能性もあります。

さらに、経営側が法令を遵守していたとしても、一部労働者の暴走などによる法令違反でいきなり送検される恐れもあります。時代の流れに応じた経営側の意識改革とともに、マネジメント能力も問われるのです。もちろん、送検やリストの公表は結果として起こることで、とにかく過労死などの労災を防ぐことが第一ですので、そのためのマネジメントだと考えてください。

労働集約型業界の宿命

「あなたの会社はブラック企業だ」と言われたり、「あそこの病院はブラック企業だよ」と囁《ささや》かれたりすることは、医療機関や介護施設にとって、望ましいことではありません。ひとたび、そういった認識が広まってしまうと、人手不足が深刻になってサービスの質が低下してしまうとともに、利用者からは敬遠される恐れもあります。経営者や施設にとって、大きな痛手になります。

これは、いわゆるブラック業界とも言われる、労働集約型産業の弱点でもあるでしょう。そして、人手を必要とする産業にとって、逃れられないのがブラック企業問題でもあります。医療・介護双方とも、一歩間違えれば、すぐにブラック企業化してしまう要素をもともと孕《はら》んでいるのです。

たとえば、医療ならば長時間労働、介護ならば低賃金や離職率の高さです。また、どちらにも、近年増えている人間関係のトラブルも起こりやすい土壌があります。さらには、労働者災害が多い（特に腰痛やメンタルヘルス不全などが多い）こともあります。

長時間労働や賃金面の問題は、仕方ない面もあります。だからといって、帰属意識が薄れている昨今、夢や希望だけでスタッフが耐えられるわけでもありません。もちろん、残業が当たり前だからといっても過労死の危険が下がるわけではないですし、世間が甘く見てくれるわけでもありません。

医療分野からもブラック企業大賞が……

事実、２０１7年のブラック企業大賞では、ついに医療関係が初めてその名を挙げられています。新潟市が運営する病院で、女性研修医が過労自殺に追い込まれたのです。月平均の残業の過労死ラインが80時間とされるところ、この研修医は平均で１８７時間、最大で２５１時間の残業をしていました。

ただ、このような働き方を課されている医師は決して少なくありません。業界全体で意識を改める必要があるのです。

また、過労死など重大な悲劇が起きなくても、ブラックな要素が放置され、スタッフからの悪評が広まることで、「あなたの会社はブラック企業だ」と言われたり、「あそこの病院はブラック企業だよ」と囁《ささや》かれたりすることは、医療機関や介護施設にとって、決して望ましいことではありません。一度、そういった認識が広まってしまうと、更に人手不足が深刻になってサービスの質が低下してしまうとともに、利用者からは敬遠される恐れもあります。経営者や施設にとって、大きな痛手になるでしょう。

ブラック度判定シート(簡易ver.)

次の質問のあてはまるものにチェック☑を入れてください。

☐ 1. 就業規則を作成していない、または就業規則を5年以上変更していない
☐ 2. 就業規則の内容と実態が一致していないところがある
☐ 3. 過去3年以内に労働基準監督署の是正勧告を受けた
☐ 4. 支払い基準があいまいな手当がある
☐ 5. 労働(雇用)契約書を作成し職員に渡していない
☐ 6. 過去6か月以内に36協定の限度時間を超える月があった
☐ 7. 固定時間外手当見合いの残業時間を超えた場合でも差額を支給していない
☐ 8. 残業手当の計算に入れていない手当がある(家族、通勤、住宅手当等除く)
☐ 9. 手待ち時間を休憩時間としている
☐10. 宿直・日直制度があり、現在でも実施している
☐11. 月80時間以上の時間外労働(残業・休日勤務など)がある
☐12. うつ(精神的不安定なものも含む)の職員がいる
☐13. 清掃時間、着替え時間、ミーティング時間を労働時間に入れていない
☐14. パワハラ、セクハラ、ドクハラ等のハラスメントを訴えてきた職員がいる
☐15. 名ばかり管理職がいる(全医師を管理職としている、など)

※チェック☑いただいた数によりブラック度を判定します。

チェック数	0	ブラック度0
チェック数	1～3	ブラック度1
チェック数	4～7	ブラック度2
チェック数	8～11	ブラック度3
チェック数	12～15	ブラック度4

※巻末のブラック度診断シートと内容は同じですが、この頁ではブラック度の判定のみ自己判定していただきます。ブラック度判定だけでなく、リスクの点数化および対応方法などについても報告を希望される場合は、巻末の診断シートをご利用ください。

これらのことを踏まえたうえで、右のチェックシートを実行してみてください。みなさんの事業所がブラック企業となってしまう危険度をチェックするものです。危険度が少なければそれにこしたことはありませんが、あくまで可能性が低いというだけです。小さな綻びもいつの間にか取り返しがつかないものになってしまうこともあります。正直にチェックしてみてください。

即座にすべてを解決するのは難しいかもしれません、しかし、ひとつずつ課題をクリアしていくことで、手に入れるものの大きさは計り知れません。一方で、対策を怠ることで失うものの大きさも想像を超えるものでしょう。

この業界だから仕方ないと考えるのではなく、他社に率先して変化していく。たとえば、スタッフや就労を希望する人たちにとっては、それだけで大きな差をつけられます。ブラックな要素を排除することで、優秀なスタッフを確保しやすくなるのです。サービスの質も向上し、好循環のサイクルに身を任せられるでしょう。そのためのノウハウや対策をこれから紹介していきます。

第2章
長時間労働は宿命なのか？
医療現場が抱える問題

なぜ医療現場は長時間労働になるのか

個々の企業や事業者の問題だけでなく、業界的に長時間労働が常態化している職場、それが医療の現場です。なかでも過酷な勤務を強いられているのが医師だということは、現場を知る人ならご存知のことでしょう。

一般的に勝ち組のイメージがある医師ですが、実は過労死ラインをゆうに超えて仕事をしている人が少なくありません。特に地域医療の核になるような病院は、ブラックもブラック、真っ黒な職場であることが多いのが現状です。

その理由の最たるものは、人手が足りないことです。患者の側に立って考えてみれば、病院とは24時間365日、行けば必ず必要な処置をしてくれるものという意識ではないでしょうか。

医師は究極の専門職です。病院に誰かがいればそれでいいということではありません。患者の命を守れる人間が、24時間365日病院にいるということです。その上で法定労働時間の週40時間を守るためには、どれだけの人数が必要かということです。それを満たすだけの医師を雇える病院は多くありません。そもそも、すべての病院がそれだけの医師を雇おうとすれば、医師の数は圧倒的に足りません。

厚生労働省は2年ごとに「医師・歯科医師・薬剤師調査」を実施しています。２０１６年末時点の医師の総数は31万９４８０人で過去最多。人口10万人あたりの医療機関で従事する医師数の全国平均は２４０人。

この数字だけを見ても、医師不足の実態はわかりにくいでしょう。医師の数には現在仕事をしていない人や研修医も含まれています。また、医師のなかでも、外科医、小児科医、産婦人科医が特に不足するなど、専門別によっても事情が違います。都市部と地域にも医療の偏りがあります。

もちろん、医療現場の過酷な労働状況や、その原因となる人手不足は医師だけの問題ではありません。看護師やヘルパーについても、ホワイトな労働環境が保証されている現場ばかりではありません。

人の命を救うための医師が、心身を削られるような激務にさらされている。人々の健康を守るはずの医療現場が、崩壊の危機にさらされている。それが今の日本の現状なのです。

応召義務がブラック化を招く？

「診療に従事する医師は、診療治療の求めがあった場合には、正当な事由がなければこれを拒んではならない」。医師法による、いわゆる「応召義務」（※１）が医師には課せられています。

正当な事由にはっきりしたラインがあるわけではなく、社会通念に照らし合わせて判断されるべきものです。医師の事情、患者の事情、地域その他の事情を照らし合わせ、総合的に考慮される必要があります。

応召義務に反した場合の罰則は規定されていませんが、場合によっては刑法による「保護責任者遺棄罪」（※２）や、医師法による「医師としての品位を損する行為」（※３）に問われる可能性があります。

もちろんこれは一方的なものではなく、国民健康保険法で「患者が療養指示に従わない場合、療養給付の一部を行わないことができる」とされています。

救急搬送の患者を、満床を理由に受け入れなかった。それが応召義務に反するかどうかという裁判は少なくありません。こういった訴えに対する判決は、事例ごとに判断が異なっています。

飲食店で満席だから入店を断ったからといって、訴えられる心配が必要だとは思えません。しかし、医療現場では、そのことで損害賠償が発生することがあり得ます。そういった「命に関わる現場」ならではの特殊な事情も、ブラック化の一因といえるでしょう。

※1　応召義務とは、医師法19条は「診療に従事する医師は、診察治療の求めがあった場合には、正当な事由がなければ、これを拒んではならない。」と定めている。これを応召義務という。

※2　保護者責任者遺棄罪とは、老年者、幼年者、身体障害者又は病者を保護する責任のある者がこれらの者を遺棄し、又はその生存に必要な保護をしなかった罪を意味する。本罪は、生命・身体に対する危険犯と解されており、3月以上5年以下の懲役に処罰される。本罪の主体である保護する責任のある者、すなわち保護義務を負う者の範囲は、法令、契約、事務管理、慣習、先行行為等の条理を根拠に、広く解されている。遺棄とは、要扶助者を場所

的に移動させることにより新たな危険を創出する場合と、保護しなければ生命の危険が生じうる要扶助者を放置したまま立ち去る場合を意味する。

※3　医師としての品位を損する行為とは、医師法第七条において、医師に対する行政処分を定める。罰金以上の刑に処せられた者や、医事に関し犯罪又は不正の行為のあった者、さらに医師としての品位を損するような行為をした者等、処分事由に当たる者について、厚生労働大臣は、戒告、三年以内の医業の停止、または免許の取消しをすることができるとある。

命を救う現場で過労死ラインが

２０１６年1月、新潟市民病院で37歳の女性研修医が過労自殺をして衝撃を呼びました。政府の働き方改革も、応召義務の前には適用が猶予されています。法定労働時間である週40時間に対し、残業が月１００時間超、または2か月～6か月の平均が80時間を超えると過労死認定基準に達するとみなされます。２００６年と少し古いデータですが、国立保健医療科学院タイムスタディの調査結果では、男性勤務医のほぼ全年代、女性勤務医の50歳までが、過労死認定基準に達しているという結果が出ています。

勤務医の仕事とは、当然のごとく過労死水準だということがわかります。夜間の当直業務をこなしたあと、翌日も通常の勤務を行う。つまり連続36時間の勤務や、常に呼び出しに応じる義務があるため、実質的な完全休日がないという状況が一般化しています。

十分な3交代人員や、応召義務に対しても交代制がとれる病院だってもちろんあります。しかし、一般企業であれば即労働基準法違反に問われるほどの、過酷な労働が常態化している職場が多い。それが医療の現場だといえるでしょう。

長時間労働は医療ミスの原因にも

心身を消耗する過酷な労働が、医療の質の低下やミスを招くという声は多く聞かれます。疲労感から集中力や判断力が低下し、ヒヤリとする状況に直面したことのある医師や看護師は少なくないはずです。

36時間の勤務を終え、帰り支度を終えたところに患者の急変、救急外来への搬送、応召義務から診療に戻られなければならないというとき、ベッドが必要なのは患者だけでなく、その医師も、という気もします。

自分が消耗しきっていて、患者の健康を守れるのでしょうか。患者の立場であれば、疲れ切って寝不足の医師に診療してもらいたいと思うのでしょうか。それでも、やっと辿り着いた病院で、医師がいないから診療が受けられないとなれば、納得しない患者もいるということです。

しかし、疲労を理由に応召義務を拒むのは難しいことです。そして、医療ミスが起きた場合もまた、疲労を原因とするのは困難です。しかも訴えた側も納得しないでしょう。疲れてミスをしそうだからといって診療を拒めば訴えられるかもしれない。そこで少しでもミスをすれば訴えられるのです。医療従事者の多くは、そんな過酷な状況のなかで、日々激務にあたっています。

医師＝労働者の意識の欠如

医療従事者は、その専門性と、命に関わる現場の特殊性から、一般の職種とは別の次元で語られることが多いでしょう。そのため、特に医師に関しては「労働者である」意識が、本人にも周囲にも、あまりないように見受けられます。

勤務医であれば、その立場は労働基準法に準じた職場で役務に従事する被雇用者であり、労働者です。しかし、それよりも、医師であるということが前面に出ているわけです。

人の命を救う。それは崇高な使命です。単純な仕事として考えるのは、確かに心情に沿わないかもしれません。奉仕の精神が求められることであり、労働として対価をもらう、言い方によってはお金のためと割り切れない、割り切ってほしくない仕事かもしれません。

だからといって、労働基準法どころか過労死ライン（※4）を超えても働き続けるということは、あってはならないことです。その意識を、病院（雇用者）、本人、そして患者となる一般の人々ももってほしいと思います。

※４　過労死ラインとは、発症前１か月間におおむね１００時間又は発症前２か月間ないし6か月間にわたって、１か月当たりおおむね80時間を超える時

間外労働（法定休日労働含む）のこと。

激務の他者にお構いない医師も

かつて、医療現場における医師は、ある種の権力者でした。その風潮が残っている現場もありますが、現代の多くの現場では、医師もチームの一員であり、患者やその家族の前では、診療サービスを提供する立場に置かれています。

とはいえ、今でも特別意識をもっている医師や、自分の権利を主張するばかりで、病院や他の医師の状況におかまいなく、最低限の仕事だけをしている医師がいないわけではありません。

前者の中には、自分よりも下の立場の医師や、看護師、病院スタッフに、当たり前のようにパワハラ（※5）やモラハラ（※6）を繰り返す医師もいます。自分が特別だと思っているので、他者に対して無理を押し付けたり、暴言を吐いたりすることに対する罪悪感すらありません。

ミスを下の立場の人間に押し付けるようなケースさえ耳にします。「自分がミスなどするわけない」「使えない者たちが指示通りにできなかった」「いちいちそこまで確認や指示をするなど、自分の仕事ではない」。そんな意識でいるので、改めることもありません。こういう医師は、往々にして患者にも横柄なものです。

後者の自分の権利を主張するばかりの医師に関しては、ある意味、間違ってはいない部分もあります。労働基準法内で働くことは労働者の権利です。それを超えて働かせる医療機関のほうが悪いのです。しかし医療現場の特殊性を考えれば、それを貫くスタッフがいることで、他の職員にはさらなる負担が課せられることになります。

応召義務に応じない医師がいれば、他の医師が応召されます。そうでなければ、治療を断った病院が訴えられることになります。実際、ベッドが空いていない、医師の人手がないということで救急車の受け入れを断った病院が訴えられ、敗訴するケースもあります。

パワハラ、モラハラ医師や自分勝手な医師たちは、「医師に辞められると困る」という、人手不足の病院の立場もわかっています。労働基準法を遵守できていないという、病院の弱みも握っています。

対抗策としては、応召義務の範囲などを明記した医師に適用する就業規則を整備し、労働契約書（「雇用契約書」ともいう。以下「雇用契約書」という）を交わしておくことです。また、相手の要求や態度に左右されず、すべての職員に対して毅然と、公平な対応を貫くことが必要です。

※5　パワハラとは、パワーハラスメントの略語。同じ職場で働く者に対して、職務上の地位や人間関係などの職場内での優位性を背景に、業務の適正な範囲を超えて、精神的・身体的苦痛を与える又は職場環境を悪化させる行為をいう。

※6　モラハラとは、モラルハラスメントの略語。主に言葉や態度によって、巧妙に人の心を傷つける精神的な暴力。身体的暴力だけでなく、無視などの態度や人格を傷つけるような言葉など、精神的な嫌がらせ・迷惑行為を含む。

労働基準法の基本について

医療機関のスタッフの労働時間は、労働基準法第32条で1日8時間以内、1週40時間以内（※7）と定められています。

ただ、医療の特殊性（当直勤務と日勤が混在すること、医師や看護師が混在することなど）を考えると一部の医療機関（無床診療所など）を除き、遵守できそうにありません。

そこで、労働基準法第32条の2で1か月以内の一定の期間を平均して1週40時間以内（※8）であれば可としています。医療機関はこの1か月単位の変形労働時間制が馴染みます。

他に「フレックスタイム制（労働基準法第32条の3）（※9）」「1年単位の変形労働時間制（労働基準法第32条の4）（※10）」などもありますが、医療機関ではまず適用できません。

※7　労働基準法第32条
労働基準法第32条第1項
「使用者は、労働者に、休憩時間を除き一週間について四十時間を超えて、労働させてはならない。」
労働基準法第32条第2項
「使用者は、一週間の各日については、労働者に、休憩時間を除き一日について八時間を超えて、労働させてはならない。」
※8　労働基準法第32条の2
労働基準法第32条の2第1項
「使用者は、当該事業場に、労働者の過半数で組織する労働組合がある場合においてはその労働組合、労働者の過半数で組織する労働組合がない場合においては労働者の過半数を代表する者との書面による協定により、又は就業規則その他これに準ずるものにより、一箇月以内の一定の期間を平均し一週間当たりの労働時間が前条第1項（※7）の労働時間を超えない定めをしたときは、同条の規定にかかわらず、その定めにより、特定された週において同項の労働時間又は特定された日において同条第2項の労働時間を超えて、労働させることができる。」

労働基準法第32条の2第2項

「使用者は、厚生労働省令で定めるところにより、前項の協定を行政官庁に届け出なければならない。」

※9　労働基準法第32条の3

労働基準法第32条の3

「使用者は、就業規則その他これに準ずるものにより、その労働者に係る始業及び終業の時刻をその労働者の決定にゆだねることとした労働者については、当該事業場の労働者の過半数で組織する労働組合がある場合においてはその労働組合、労働者の過半数で組織する労働組合がない場合においては労働者の過半数を代表する者との書面による協定により、次に掲げる事項を定めたときは、その協定で第2号の清算期間として定められた期間を平均し一週間当たりの労働時間が第32条第1項の労働時間を超えない範囲内において、同条の規定にかかわらず、一週間において同項の労働時間又は一日において同条第2項の労働時間を超えて、労働させることができる。

（1）この条の規定による労働させることができることとされる労働者の範囲
（2）清算期間（その期間を平均し一週間当たりの労働時間が労働基準法第32条第1項の労働時間を超えない範囲内において労働させる期間をいい、一箇月以内の期間（2019・4・1より3箇月以内に改正）に限るものとする。次号において同じ。）
（3）清算期間における総労働時間
（4）その他厚生労働省令で定める事項」
※10　労働基準法第32条の4
労働基準法第32条の4第1項
「使用者は、当該事業場に、労働者の過半数で組織する労働組合がある場合においてはその労働組合、労働者の過半数で組織する労働組合がない場合においては労働者の過半数を代表する者との書面による協定により、次に掲げる事項を定めたときは、第三十二条の規定にかかわらず、その協定で第二号の対象期間として定められた期間を平均し一週間当たりの労働時間が四十時間を超えない範囲内において、当該協定（次項の規定による定めをした場合においては、その定めを含む。）で定めるところにより、特定された週において同条第一項の労働時間又は特定された日において同条第二項の労働時間を超えて、労働させることができる。

（１）この条の規定による労働時間により労働させることができることとされる労働者の範囲

（２）対象期間（その期間を平均し一週間当たりの労働時間が四十時間を超えない範囲内において労働させる期間をいい、一箇月を超え一年以内の期間に限るものとする。以下この条及び次条において同じ。）

（３）特定期間（対象期間中の特に業務が繁忙な期間をいう。第三項において同じ。）

（４）対象期間における労働日及び当該労働日ごとの労働時間（対象期間を一箇月以上の期間ごとに区分することとした場合においては、当該区分による各期間のうち当該対象期間の初日の属する期間（以下この条において「最初の期間」という。）における労働日及び当該労働日ごとの労働時間並びに当該最初の期間を除く各期間における労働日数及び総労働時間）

（5）その他厚生労働省令で定める事項」

労働基準法第32条の4第2項

「使用者は、前項の協定で同項第四号の区分をし、当該区分による各期間のうち最初の期間を除く各期間における労働日数及び総労働時間を定めたときは、当該各期間の初日の少なくとも三十日前に、当該事業場に、労働者の過半数で組織する労働組合がある場合においてはその労働組合、労働者の過半数で組織する労働組合がない場合においては労働者の過半数を代表する者の同意を得て、厚生労働省令で定めるところにより、当該労働日数を超えない範囲内において当該各期間における労働日及び当該総労働時間を超えない範囲内において当該各期間における労働日ごとの労働時間を定めなければならない。」

労働基準法第32条の4第3項

「厚生労働大臣は、労働政策審議会の意見を聴いて、厚生労働省令で、対象期間における労働日数の限度並びに一日及び一週間の労働時間の限度並びに対象期間（第一項の協定で特定期間として定められた期間を除く。）及び同項の協定で特定期間として定められた期間における連続して労働させる日数の限度を定めることができる。」

労働基準法第32条の４第３項

「第三十二条の二第二項の規定は、第一項の協定について準用する。」

病院には職種別の規則が必要

スタッフが10人以上在籍する病院やクリニックは、就業規則を作成し、管轄の労働基準監督署に届出ておかなければなりません。スタッフには正職員だけでなく、パート職員やアルバイトも含まれます。

この就業規則に必ず記載しておかなければならない事項のことを「絶対的記載事項」といい、その内容は、①勤務時間（始業及び終業の時刻）、休憩時間、休日、休暇、交替制のローテーションなど。②賃金については、計算及び支払いの方法、締日及び支払い時期並びに昇給に関する事項など。そして大切なのが③退職（解雇含む）に関する事項（退職金を除く）で、退職の際、何日前までに申し出るか、定年退職について、解雇する場合の条件などを記載します。解雇条件を明記しておくことで、重大な規則違反などがあったとき、比較的スムーズに解雇が可能になります。これがないと、病院やクリニック側がスタッフを解雇することは大変難しくなります。

さらに、医師に対する応召義務の範囲やノルマ、罰則なども明記すべきです。医療現場においては、訓練や研修、衛生管理、制服などについての規定も記しておきたいものです。

病院やクリニックは、医師の他コメディカルなどが混在しているため、できれば職種別および正規非正規別の就業規則を整備しておきたいものです。特に政府の「働き方改革」（2019・4・1～実施。ただし、一部および中小企業の猶予措置あり）では、リスクが高くなるため**職種別常勤非常勤別の就業規則の整備を徹底してください**。

就業規則例（必要事項紹介・当直と夜勤についてなど）

・勤務時間（始業、終業時刻、休憩時間。当直勤務やシフト制、宿日直制）
・交代制勤務（二交替制、三交替制など）
・休日（法定休日、法定外休日、休日の振替、代休など）
・休暇（年次有給休暇、生理休暇、産前産後休暇など）
・賃金（賃金項目別計算及び支払方法、賃金締切日及び支払日、昇給など）
・退職（退職の種類、退職の手続、解雇など）
※最近特に病院の宿日直が認められなくなってきています。事前に労働基準監督署により「宿日直の許可」を受けていても実態に合わない場合は、宿日直を認めず、すべて労働時間として取り扱うよう是正勧告されている病院が増えてきています。

就業規則の他に雇用契約書が必須

医療現場に限ったことではありませんが、スタッフの雇用にあたっては、就業規則の他に雇用契約書が必要です。

就業規則とは、その職場全体に関わる決まりです。それに対し雇用契約書は、スタッフ一人ひとりと病院やクリニックとの個別契約の内容を記します。もちろん、職場スタッフ全体に関わる就業規則と矛盾するわけにはいきませんが、たとえば給与の金額や職種別の手当、罰則、ノルマ、既往症の有無の確認の他、その人に対しての約束事はすべて付記しておきます。

スタッフとのトラブルが起きた際、まず重視されるのは就業規則よりも雇用契約書です。全体的な決めごとよりも、個別の契約が優先されるのです。ただし、就業規則を下回る労働条件を記した雇用契約書は、その下回る部分は無効となり就業規則に従うことになります。また、労働法規（労働基準法など）を下回る就業規則は、その下回る部分は無効となり、労働法規に従うことになります。

そのため、就業規則にあるからよいと考えず、全体的な漠然とした規則から突っ込んで、その職員に対し、より踏み込んだ雇用契約書を明文化することが重要です。

契約書例（怠慢な医師への対策ノルマを設けることも）

例えば、

・患者さんを第一に考え、患者さんには医療行為の十分な説明を行うこと
・病院の方針を理解するとともに院長や上司の指揮命令を遵守すること
・チーム医療に徹し、コメディカルと相協力してことを進めること

残業代という意識の食い違い

医療業界の慣習のひとつとして、残業代に対する意識の低さが見られます。医師が病院やクリニックの経営の中核である場合はなおさらです。それは、残業という意識をもたない勤務医師などが多いからです。

病院やクリニック側も勤務医師なども、残業をしている、させているという意識がないため、一般企業でいうところのサービス残業が常態化している傾向があります。そして、労働基準監督署の調査（「臨検」という）や、労働組合からの要求、そしてたまたま気づいたスタッフの訴えによって慌てることになります。未払い残業代の請求は、過去2年間に遡ってされます。そのため、退職する医師

等から過去2年分の残業代の未払いを請求されるケースも増えています。

最近では電子カルテを導入する医療機関が増えています。申告や記録のある勤務時間と、電子カルテへのアクセス時間が食い違うという事例も多いです。

「受け付けた分の患者の診療が終わるまでは仕方ない」という病院の論理があり、確かにそうなのですが、定められた勤務時間を過ぎた場合は、残業代が発生することを意識しておきましょう（判例：平成29年7月7日最高裁判決。神奈川県の医療法人）。

これは患者に対応している時間、診療に関わる時間だけではありません。片付けや記録付けなど、業務に関わる一切を終了した時刻までが、スタッフが実際に勤務した時間にカウントされます。

お互いの規則の遵守がブラック化を防ぐ

どの業界においても当然のことですが、就業規則や雇用契約書を作成しただけでは十分な効力を発揮しません。スタッフが10人以上の病院やクリニックは就業規則でルールを明文化し、周知をし、労働者代表の意見書を添付し、管轄の労働基準監督署に提出することまで義務づけられているからです。

どんな小さなことでも、決まりは明文化し、周知を徹底すること。変更があったら、そのたびに書面を作り直して、また徹底周知しなければなりません。面倒に思えるかもしれませんが、それがトラブルの際に身を守ることになります。

周知の徹底とは、スタッフ全員がそのルールを知り、理解と納得をすることです。押し付けることはできません。そのため、**職員から日付入りの署名・捺印をとっておく**ことです。

これはスタッフとのトラブルを避けるためだけなく、病院側の意識づけの一助にもなるはずです。規則化を徹底し、常に確認することで、無意識に極端な労務規定違反を犯すことが避けられるでしょう。もちろん、スタッフがルールを遵守するという意識を常日頃から持ち、規則違反をしない、させないを徹底化することです。もちろん病院側も同様です。ルールというのは、そのためにあるのです。

北里大学病院が是正勧告を受けた理由

２０１７年12月27日。北里大学病院は、相模原労働基準監督署から是正勧告を受けました。その理由は、就業規則に医師の勤務時間を定めていなかったことです。そして、スタッフと雇用契約を結ぶ際に、条件を書面で交付していなかったことです。事項で説明する労使協定（36協定）の締結についても不適正だったとのことなのです。さらに、長時間労働を行う医師の健康管理も不十分とされました。

同病院では、スタッフの勤務を管理し、所定労働時間は週38時間に設定しており、残業には責任者の承認が必要で、休日出勤には原則1週間以内に振替休日を与えると定めています。ただし、医師や管理職は、この規定の「適用除外」とされていました。

適用除外自体は必ずしも違法にはあたるとは言えませんが、その場合、医師や管理職に適用する規定の作成と明文化、周知が必要です。しかし、北里大学病院の医師たちは、始業や就業時間、休日についてのルールがない状態で仕事をしていたということになります。

さらに、タイムカードは出勤か退勤のどちらかのみを打刻するよう指導されていたという話もあります。それが本当であれば労働基準法違反は確信犯であり、悪質と見なされても仕方ありません。

24時間勤務、30時間を超える勤務もあり得る実態としては、出勤と退勤をすべて記録されたら、長時間労働の実態が明らかになってしまうという現状もあるでしょう。

２０１８年2月24日には、高度医療を担う全国85の特定機能病院のうち、7割を超える64の病院で労働基準法違反があったという報道がありました。是正勧告を受けた64の病院のうち、少なくとも28の病院が複数回の勧告を受けていたことも明らかになりました。

働き方改革による労働環境是正について、特別に5年の猶予を設けられている医師ですが、その現場にも労働環境の改善に対する厳しい目が向けられつつあることを感じます。

36協定とは?

36協定の正式名は「時間外・休日労働に関する協定」です。労働基準法第36条が根拠になっていることから「サブロク協定」と呼ばれています。

36協定の届出が必要なのは、法定労働時間（1日8時間、週40時間）を超えて労働させる場合や、休日労働をさせる場合です。つまり、ほとんどの病院やクリニックは36協定の届出が必要といえます。

しかも、就業規則の作成と届出は、常時10人以上のスタッフがいる雇用主に義務づけられていますが、36協定は1人でも法定労働時間を超える労働や休日労働をさせる場合には届出が必須です。この届出がない残業はすべて違法残業になります。もちろん、届け出れば何時間でも残業をさせられるということではなく、過労死基準を超える設定をすれば、労働基準監督署より是正勧告や指導が入ります。

実際、スタッフが数人のクリニックなどでは、36協定の届出をしていないことが多く、それが発覚することも少なかったでしょう。けれど政府の働き方改革の影響などで、声を上げるスタッフが増えたり、労働基準局による違反事業所摘発の動きが活発化しています。

36協定は一度届け出ればいいというわけではありません。届出の有効期間は1年以内が望ましいとされています。それは、届出をすることが目的なのではなく、長時間労働をなくすためだからです。

長時間労働をさせなければならない現状を見直し、改善に役立てるためにあるというのが36協定の位置づけです。医療現場にとっては難しい問題ではありますが、スタッフの労働の実態、スタッフの心身の負担や希望などを認識する機会と考え、できる改善策を探し、実行していくことが大切です。

一概に線引きできない現場だからこそ管理を徹底する

繰り返しになりますが、医療現場における労働基準法を逸脱した勤務実態は「普通の仕事ではない」という意識や「他では代われない専門職」という現実などが絡み合って起きています。

普通の職場ではない、そして一概に線引きできない現場だからこそ、明確なルールの作成と、管理の徹底が望まれます。

スタッフとのトラブルだけでなく、取り返しのつかない医療ミスを防ぐためにも、労働条件や職場環境を整えることが重要です。現状を見て無理とするのではなく、どこに向かうべきなのか、どうしたら改善していけるのかを考え続け、少しずつでも実行していきましょう。

第3章
なぜ介護は敬遠されるのか？
介護現場が抱える課題

介護の実態調査

厚生労働省は、2025年に65歳を超える高齢者の数が今の1・5倍にあたる約3657万人になると試算しています。介護を必要とする世代人口は急激に増え続けています。一方で、介護職員の数は約38万人不足する（厚生労働省2017・6・7発表）と予測されています。膨大な需要があるにもかかわらず、それに見合うだけの供給の見込みが立っていないのです。しかし、時間は待ってくれません。

残念なことに、介護業界への就職を志望する人の数は年々減っています。今から20年前、介護保険が実施された当初は高齢社会を迎える日本で、最も未来ある事業として脚光を浴びていました。しかし、参入してきたさまざまな企業のなかには、世間を騒がせた「ブラック企業」も存在しました。そのため、ネガティブなイメージが定着してしまったことも、介護事業の人手不足を深刻なものにしています。ただでさえ大変な仕事であることや賃金の低さもあいまって、敬遠されがちな職種になっているのです。

国はこのため、外国人実習制度を改正し、また介護職の就労ビザを与えようとする法改正を行ってきています。

悪いイメージを払拭するためにも、介護業界からブラック企業の要素を消し去っていくことが必要です。それはまた、もうひとつの大きな問題を解決することにもなります。多くの事業所が頭を悩ませているのが、離職率の問題です。実は、平成28年度の公益財団法人介護労働安定センターの「介護労働実態調査」によると、離職率自体は、数年前よりも改善の傾向にあります。ただ、他業界よりはいまだ高く、解決すべき課題であることには変わりありませんし、同じ調査では、離職した人のうち、実に67％が就職してから3年以内でした。

「介護労働実態調査H28」では、介護の仕事を選んだ理由を次のように発表しています。

1　働き甲斐がある仕事だと思ったから　52・4％
2　今後もニーズが高まる仕事だから　31・9％

3　資格・技能が生かせるから　38・3%
4　人や社会の役に立ちたいから　31・5%
5　お年寄りが好きだから　24・2%

このように、いずれも高い志から、「これから介護業界で頑張ろう」と、誰もが希望を持ってこの業界に入ってきたはずなのに、職員の多くが短期で辞めてしまうという残念な現状があります。もともと介護・福祉事業に従事する職員たちは、他人への思いやりが深く、社会性があり、高い志を持ってこの業界に飛び込んで来る人が多いはずです。ところが、現場の労務管理が満足に機能していないため、その高い志が長く保てず、介護業界ほど人の出入りが激しい職種はないとすら言われています。

離職者の多さは、業界がブラックの要素をどれだけ孕んでいるかどうかを計る指数的意味合いも持っていると言えます。その原因となる離職理由の解決に、業界全体で取り組むべきことであるとともに、各事業者が対処しなければならない問題なのです。せっかく就職した貴重な人材が、なかなか定着しない理由をマネジメントする人々が知るのは大変重要なことです。

「介護労働実態調査Ｈ28」では、介護の仕事を辞めた理由は次のように示されています。

1　結婚・出産・妊娠・育児のため　26・4％
2　自分の将来の見込みが立たなかったため　16・0％
3　職場の人間関係に問題があったため　15・3％
4　収入が少なかったため　12・2％
5　他に良い仕事・職場がなかったため　12・2％

現場の皆さんと接していて感じることなのですが、「辞める理由」として介護業界の特徴が出ているものが「自分の将来の見込みが立たなかったため」という理由です。また、「職場の人間関係に問題があったため」というのは、スタッフ同士のコミュニケーションが要される労働集約型の業界に共通するもので、近年特に深刻になっています。この2つの理由による離職を防がないことには、未来はありません。特に、介護業界ならではの問題と言える前者は、どの施設も対応に苦慮していることでしょう。

夢を持って入ってきた介護業界なのに、実際に働いてみると将来の見込みが立たないのです。厳しい現実の前に理想が打ち砕かれてしまう、この問題は厚生労働省が進める介護政策の欠陥によるところが大きいとも言えますが、介護・福祉事業に携わる経営者がもっとうまく制度を活用したり、マネジメントの工夫をしたりすれば、解決できないものではありません。

スタッフが感じている働きがいを無下にせず、定着率を高めることは、職場の活性化や就職希望者の増加にもつながります。

介護職の定着率を高めるために

では、どうすれば、高い志とともに入社したスタッフが将来の見込みが立たないという理由で早期離職してしまうことを防ぎ、定着率を高められるのでしょうか。そのためには、やはり、職場の風通しをよくし、適性な評価を行う事によりスタッフのモチベーションを高めることが不可欠です。

そこで、まず重要なのが、勤務している施設において、自分のキャリアをアップさせるには、どのような道筋を経ればいいのか、しっかりと示すことです。決して賃金が高いとは言えない職場で、なおかつ他の業界と比べても心身ともにタフさが求められる仕事を強いられるのが現状です。しかし、介護の現場では、5年後、10年後まで働き続けることで、自分がどのように昇給しキャリアアップを実現できるのか、実に見えづらいのです。いつまでたっても出世できないとなると、年を追うごとにスタッフの不安も不満も高まってしまうでしょう。そのため、各施設には、昇進や昇給のための道しるべをわかりやすく提示することが望まれます。いわゆるキャリアパスの作成です。

ご存知の通り、国の制度もこの現状に呼応しており、スタッフの低賃金問題の解決につながる処遇改善加算を得る条件としても、キャリアパスの作成が求められています。

キャリアパス作成のメリット

では、キャリアパスを作成するメリットにはどのようなものがあるのでしょうか。もちろん、そのメリットは処遇改善加算を受けられることだけではありません。

まず、スタッフは将来の自分の地位や賃金体系がどのように変化するのかを明示されることで、キャリアアップの方向性が明確になり、モチベーション向上につながります。資格の取得や研修への参加など、どのように頑張れば、どのようなポストに就けるのか、根拠に基づいた目標が生まれます。将来がなかなか見えないという介護業界が抱える課題をクリアできるのです。

次に、計画的に介護スタッフを育成するというメリットが期待できます。これはこれまでの介護業界において、不足していた部分でもあります。

そして、キャリアパスを使って公正な評価ができ、処遇に反映させることができます。しっかりしたキャリアパスのもとで行われる評価は公平性や透明性が高いため、スタッフにも納得してもらえます。

また、職務満足度も向上し、定着率が上がることで、結果として利用者の満足度もアップします。

しかし、現状ではキャリアパス制度を活用しきれている事業所は多くありません。前述したようにキャリアパス制度は処遇改善加算とも深く関わっています。そして、処遇改善加算目的にキャリアパス制度を作ったものの、絵に描いた餅になっているケースがほとんどなのです。自治体が作った雛形をそのまま流用しているだけで、現実的な制度になっていないのです。

また、私どもが日頃から接するなかで、スタッフの評価が適切に行えている事業者は皆無とまではいきませんが、実に少ないのです。せっかく資格を取得しても、それを評価してもらえなければ、スタッフがやる気を見いだすのは困難でしょう。キャリアパス制度はモチベーションアップへの近道となります。ただ、それはあくまでも施設の現状に合わせて、正しく作ることが、不可欠です。

正しいキャリアパスを作るには

どうすれば、正しいキャリアパスを作成できるのでしょうか。簡単にまとめると、次のような作業が求められます。

【組織の実態把握が鍵】

①現状の組織図を作成し、職位を確認する

②職位、職責、職務内容を確認する

③職位の任用要件を確認する

【資格、必要な能力、経験年数等】

④現在の職位に配属されているスタッフを確認する

まず私どもが推奨するのは、組織の実態を正確に把握するために、組織図を作ることです。組織図といっても、大層なものを作る必要はありませんので、ご安心ください。難しく考えず、単純に大きな紙に書き出す程度の簡略的なものでかまいません。

その組織図を使って、実態をつかんで分析していきます。まずは職位、職責、職務内容の確認です。たとえば、課長職にありながら、経営側が望むような課長の職責を果たしていないスタッフがいたとします。一方で、地位は主任だけれど、課長以上に頑張っているスタッフがいた場合に、そのギャップを埋めていくのがキャリアパス作成のコツです。正しい評価は当人だけのためではありません。たとえば、入社した先で、能力にあふれた先輩よりも、やる気のない上司のほうが重宝されているというようなケースに直面すれば、ここにいて大丈夫なのか、自分はブラック企業に入ってしまったのではないかと不安を抱くでしょう。

また、キャリアパスの名の通り、どのような道筋を経て、さまざまなポジションへ昇格できるのか、資格、能力取得、経験年数等の項目を細かく明記することで、やりがいが増していくようなものを作ることです。

最後に、現在の職位に配属されている職員の適性をチェックします。職位や職責にふさわしくない働き方や賃金体系のギャップが意外と介護事業所には目立ちます。このギャップを埋めることで、やりがいのある、頑張った分だけ賃金アップなどで報われる組織作りが重要です。そのために、体系的な人事考課表や等級別の査定基準、資格手当一覧表などを準備しましょう。

処遇改善加算とキャリアパス要件

モチベーションをあげ、離職を抑制するのに効果的なキャリアパスですが、介護事業所にとっては、もうひとつ、重要な意味があります。それは、処遇改善加算の取得に欠かせないものであるということです。処遇改善加算のために、このキャリアパス制度を作っている事業所は多いでしょう。絵に描いた餅とならず、正しく運用するための方法は先ほど紹介しました。では、一方で、どうすれば、処遇改善加算を取得できるのでしょうか。処遇改善加算とは、簡単に言えば、他業界と比べてどうしても低くなりがちな介護事業に従事するスタッフの賃金のベースアップを目的とするものです。

もちろん、ただでもらえるほど甘くはありません。取得するには一定の条件が各事業者に課されています。その主たるものが、キャリアパス要件なのですが、実はこの要件について、意外と正しく知られていない現状があります。まずは次の表をご覧ください。

処遇改善加算（拡充後）のイメージ

算定要件	新加算 (月額3万7千円相当)	加算 (I) (月額2万7千円相当)	加算 (II) (月額1万5千円相当)	加算 (III) (加算I×9)	加算 (IV) (加算I×8)
	キャリアパス要件I 及び キャリアパス要件II 及び キャリアパス要件III	キャリアパス要件I 及び キャリアパス要件II	キャリアパス要件I 又は キャリアパス要件II	キャリアパス要件I キャリアパス要件II ＋ 職場環境等要件を満たす のいずれかを満たす	キャリアパス要件I キャリアパス要件II ＋ 職場環境等要件を満たす のいずれかを満たさず
		職場環境等要件を満たす （平成27年4月以降実施する取組）	職場環境等要件を満たす （平成27年4月以降実施する取組）		

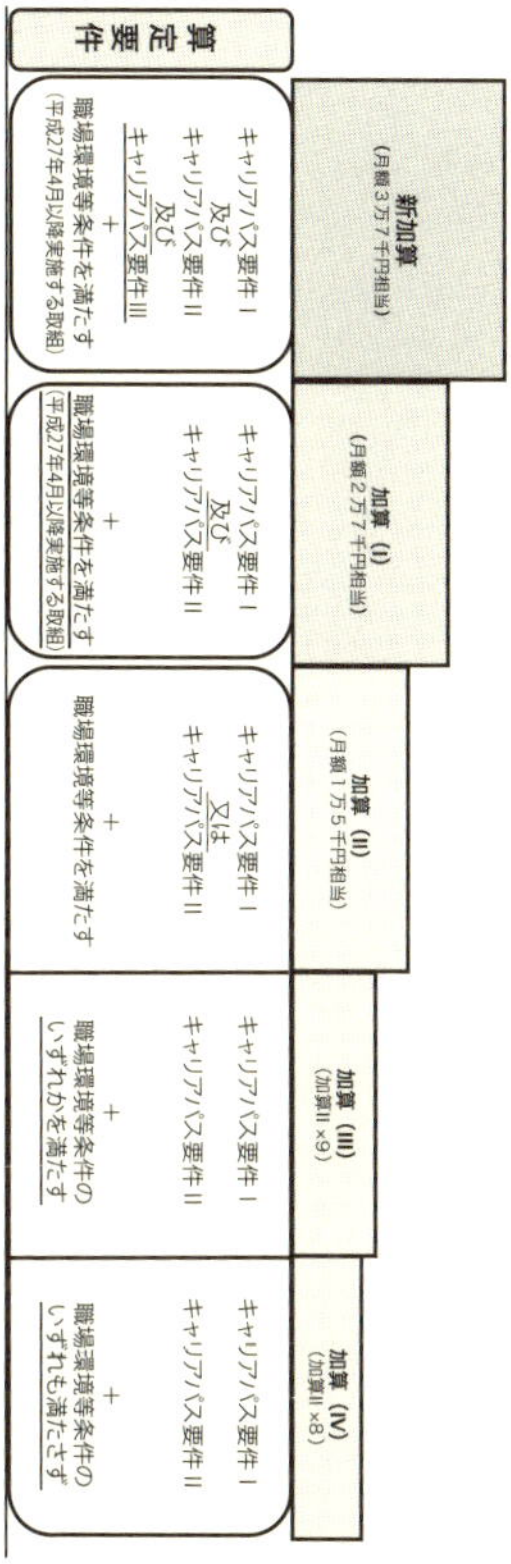

（注）「キャリアパス要件I」：職位・職責・職務内容に応じた任用要件と賃金体系を整備すること
「キャリアパス要件II」：資質向上のための計画を策定して研修の実施又は研修の機会を確保すること
「キャリアパス要件III」：経験若しくは資格等に応じて昇給する仕組み又は一定の基準に基づき定期に昇給を判定する仕組みを設けること
「職場環境等要件」：賃金改善以外の処遇改善を実施すること
※就業規則等の明確な書面での周知・全ての介護職員への周知を含む

キャリアパス要件とは

次に掲げる基準のいずれかの基準に適合すること

キャリアパス要件I
a. 介護職員の任用の際における職位又は職責等の要件（介護職員の賃金に関するものを含む）を定めていること
b. aの要件について書面をもって作成し、全ての介護職員に周知していること

キャリアパス要件II
a. 介護職員の資質向上の支援に関する計画を策定し、当該計画に係る研修の実施又は研修の機会を確保していること
b. aについて全ての介護職員に周知していること

処遇改善加算を取得するためには、表に掲げた基準のいずれか、もしくはすべてに適合する必要があります。このうち、まずキャリアパス要件Ⅰのａはまさにキャリアパスと呼べるものです。キャリアパスとは、職責と職務内容の要件を定めたものです。そして、それはキャリアパス要件Ⅰのｂで示されている通り、書面で作っておかねばなりません。そのうえで、重要な加算要件である全介護スタッフに周知していることが必須となります。実はキャリアパスを作っていても、周知をしていないケースが実に多いのです。せっかく制度があるのに、スタッフはその存在すら知らないのです。それではまったく意味をなさないでしょう。あなたの事業所がもしキャリアパス制度を作っている場合、問題なく周知できているかどうか、今一度確認することをおすすめします。

また、キャリアパス要件Ⅱについては、処遇改善加算の改定に際して加えられた新しい要件です。研修を定期的に行うこと、そして研修計画を周知することが必要とされています。そしてまた、やはり、周知が不足しているケースがあるのです。

そして、このキャリアパス要件ⅠとⅡを満たしたうえで、職場環境要件も満たしていなければなりません。職場環境要件とは、処遇改善加算の内容について、スタッフに周知していることです。厳格な周知義務が課せられているのです。また、そのほかにも次のような適合基準が設けられています。

たとえば、労働法などの法令違反があると、処遇改善加算を取得することはできません。場合によっては返金ということもありえますので、注意が必要です。また、労働保険料の納付も適正に行う必要があります。

キャリア段位制度

統一されたキャリアパス制度として、国が新たに導入したキャリア段位制度があります。もちろん、キャリアパス制度は各施設が独自に設けることもできますが、ここではこのキャリア段位制度についてまず紹介しましょう。

キャリア段位制度を利用することのメリットとしては、まず、現場でスタッフが何をできるかが証明できること、必要な介護のサービスレベルがレベルごとによってわかることなどがあり、職場で何ができるかという指標にしやすいメリットがあります。

また、スタッフのサービス向上とともにモチベーションの向上にもつながるでしょう。この背景には、ますます進む少子高齢化に備えて、介護スタッフ全体の能力を上げる必要性があります。

今後、キャリア段位制度は、処遇改善加算と連動させる検討もされていますので、イチ早く制度を取り入れて対外的なアピールポイントとして運用されることをおすすめします。

求人募集の際にも「キャリア段位制度を導入しています」と求人票に記載することで求職者へのインパクトも変わるはずです。

ご検討の価値はあると思います。

第4章

ハラスメントをしない、させない健全な職場

どの業界にもあるハラスメント

最近の日本はハラスメント社会と言えるほどテレビや雑誌のなかでハラスメントという言葉を聞かない日はありません。職場におけるハラスメントは社会問題にもなっています。

職場におけるハラスメント問題で難しいのは「ハラスメント被害」の両面性です。基本的にはハラスメントを受けた人が被害者なのですが、最近では、過剰なハラスメント訴えも見られます。それがあまりに極端になると、ハラスメントを訴えられた人、そして事業者が部外者というケースが生まれないとも限りません。

悪意の有無に関わらず、受けた側が不快に感じれば、それはハラスメントということになります。つまり、かつての日本企業では普通のことだった上司からの飲みの誘いや、世間話の一貫として口に出した冗談なども、ハラスメントといわれる可能性があります。

同時に、これくらい今までは当たり前だった、何が悪いんだという個人、または企業の体質が根強いという問題もあります。非常にデリケートで難しい問題であり、企業としては、あらゆる意味でのハラスメント被害を予防する対策が急務となっています。

厚生労働省の取り組み

厚生労働省でも、１９９７年より事業主に職場におけるセクシュアルハラスメントの防止措置を義務づけていますが、いまだ都道府県労働局には多くのセクシュアルハラスメントの相談が寄せられています。

２０１７年には、新たに妊娠・出産・育児休業等に関するハラスメントについても防止措置を講じることが、事業主に義務づけられました。「職場におけるハラスメント対策マニュアル」などを作成し、事業主に向けてハラスメント防止対策の重要性を訴え続けています。

しかし私どもが考えるに、セクシュアルハラスメント、妊娠・出産・育児休業等におけるハラスメントというふうに細分化して考えられる問題ではありません。あらゆるハラスメントという行為に対する抜本的な対策が必要だと考えます。そして、確固たるハラスメント対策は、ハラスメント被害を利用しようとするケースにも有効に働くものであると考えています。

ハラスメントに対する抜本的な対策には、職場全体の意識改革レベルの大工事が必要となります。もちろん、急にすべてを変えようというのは難しいでしょう。しかし、どの業界にも通じる健全な職場環境の維持には、ハラスメント対策が不可欠であることを、事業者は肝に銘じてほしいと思います。

ハラスメント対策の難しさ

厚生労働省が定義する職場のパワーハラスメントとは「同じ職場で働く者に対して、職務上の地位や人間関係などの職場内の優位性を背景に、業務の適正な範囲を超えて、精神的・身体的苦痛を与える、または職場環境を悪化させる行為」。

この定義においては、上司から部下に対するものに限られず、職務上の地位や人間関係といった「職場内での優位性」を背景にする行為が該当すること。業務上必要な指示や注意・指導が行われている場合は該当せず「業務の適正な範囲」を超える行為が該当することが明確にされています。

しかし、業務の適正な範囲とは、誰が決めるのでしょうか。業務上必要な支持や注意・指導であっても、大声を出したり、怒鳴ったりすればパワハラになります。

ハラスメントは「相手がどう感じたか」が焦点になります。つまり、声を出したほうは普段より少し大きな声を出した程度と思っていても、相手が怒鳴られたと感じることはあり得ます。「相手の意に反する」「不快な」という受け手の主観的な尺度が基準になっています。「そんな気はなかった」「悪気はなかった」は通用しないのです。

実例に関しては「Q＆A」として第5章に集めますが、ここでも少し具体例を紹介しておきましょう。

部下を飲みに誘ったら……ひと昔前の企業では、ごくごく当たり前のことでした。国民的人気番組『サザエさん』でも「今日一杯どうだい？」はお馴染みです。しかし、上司の誘いは断りにくい、それなのにしつこく誘われて無理をしてつきあっている、それが精神的・肉体的な負担ということで、パワハラといわれてしまう、そんなご時世です。

とはいえ、飲みニケーションが嫌いな人ばかりじゃありません。上司に誘われて飲みに行くのが楽しみな人にとって、それはありがたい誘いです。

嫌なら嫌とはっきり言ってくれればいいのに。そう思っても「部下からは断りにくいという上司の立場を利用している」ことになってしまうのです。団塊世代の上司にとっては、どれだけ部下の顔色を忖度しなければいけないのか、というところでしょう。

普段とちょっと違う装いの女性の部下に会って「今日はなんだか色っぽいね。デートかな?」なんて言った日には、即セクハラ上司の烙印を押されてしまいます。女性に対して少しでもセクシャルな表現や、外見や年齢に関する意見を口に出すのは、今や御法度です。

そんなことでは堅苦しい、職場の雰囲気が悪くなる。そういう人もいるでしょう。しかし職場である以上、時代に合わせたコンプライアンスを意識する必要があります。意識改革が必要というのは、そういうことなのです。

これは論外、犯罪的ハラスメント

「抱きつく・触る」などの行為は強制わいせつ罪に当たります。男性だけ女性だけには限りません。強制わいせつ罪には６ヵ月以上10年以下の懲役が科せられます。

大阪の人気水族館『海遊館』で起きたセクハラ事件（平成27年・最高裁判決）があります。職場で部下の女性にセクハラ発言を繰り返し、降格などの処分を受けた男性管理職が「処分は重すぎる」と会社を訴えた裁判です。最高裁は男性の訴えを退け「処分は妥当」との判決を下しました。

この２人の課長代理（当時）の男性は、女性派遣社員２人に、約１年半にわたって、日常的にセクハラ発言を繰り返していました。

「30歳は22、23歳の子から見たら、もうおばちゃんや」
「もうお局様で怖がられるんちゃう？」
「男に甘えたりするん？」

「地球にふたりしかいなかったらどうする？」

「お父さんも絶対浮気してるで」

「結婚もせんで、こんなとこでなにしてんの？」

あなたは、これを読んでどう感じるでしょうか？　そのくらいのことで降格にならなければいけないのかと思うなら要注意です。

これもまた当然のことですが「殴る・蹴る」の暴行は傷害罪・15年以下の懲役、または50万円以下の罰金が課せられます。執拗《しつよう》なパラハラやいじめでスタッフが精神を病んだ場合、パワハラの加害者は傷害罪に問われることもあります。

判例として「傷害罪は他人の身体の生理的機能を毀損するものである以上、その手段が何であるかを問わない。物理的有形、力の行使のみならず、無形的方法であっても傷害罪は成り立つ」とされています。

つまり「バカヤロー」「死んでしまえ」などのきつい暴言、「机を叩く」「イスを蹴るなどの威圧」「土下座の強要」「書類や物を投げつける」「集団で無視」など、直接相手の身体を傷つけなくても傷害罪に問われることがあります。

介護の現場はハラスメントが起きやすい？

パワハラやセクハラが起きやすい職場とは、どのような環境なのでしょうか？

厚生労働省の外部調査によると「上司と部下のコミュニケーションが少ない職場」「残業が多く休みが少ない職場」などが上位に挙がっています。

上司と部下のコミュニケーションが少ないということは、互いに相手の気持ちがわかりにくい。そういう職場では「そんなつもりではなかった」という意味でのパワハラ問題が起きがちです。

また、上司と部下が互いに相談しにくい、言いたいことが言いにくい職場では、ひとこと言えば「そうだったのか」で済むことが、精神的な負担として積もっていくことも考えられます。また、他の上司のパワハラ、セクハラを相談しやすい上司がいれば、そこで改善が見られたかもしれないものの、誰にも相談できないままに問題が悪化していくこともあります。

話しにくい職場の雰囲気だけでなく、業務に追われがちで、上司と部下、スタッフ同士が話すとしても、業務連絡に終始してしまうような職場では、スタッフがどうしても自分の個人的なことを訴える場が見つけられなくなりがちです。

残業が多かったり、休暇がとりにくかったりする事業所は、それ自体が問題です。そして、そのことがどうしても必要があって休暇を取ろうとする人への嫌がらせにつながったり、事情があって残業ができない人への圧力になったりします。劣悪な環境にいることで人間関係はギスギスし、弱い立場の人に対する攻撃につながるのはよくあることです。

そういう意味で、時間と業務に追われ、利用者との人間関係も複雑な介護・福祉の現場は、ハラスメントが起きやすい環境ともいえるのです。

医療の現場にありがちなハラスメントとは？

また、最近では「ドクターハラスメント」という言葉も目立ちます。同時にモンスター患者への対応も必要な時代です。

かつて、医師に逆らう患者はほとんどいませんでした。インフォームド・コンセントや、セカンドオピニオンなどという言葉も、必要もありませんでした。しかし情報化が進んだ今は、患者にも選択の自由が広がっています。自分たちをサービス業と位置づけて、患者に貢献するという意識を持った病院も増えています。ところが、そのような時代の波についていけず、またはものともせず、旧態依然の医師がいるのも事実です。患者の当然の権利であるセカンドオピニオンを受けたいといったら、主治医に怒られたなどという話も耳にします。

一方で、患者から非現実的な要求を突きつけられて、断ったら訴えられたというケースも増えています。

さらには、一般的には医師から患者に対する暴言などを指すドクターハラスメントが、看護師などのコメディカルに対してのハラスメントとしても問題視されています。

病院内における医師は権力者です。普通の業界であればお客様であるはずの患者に対してさえ上の立場なのですから、他のスタッフに対しての暴言や無理難題は推して知るべしでしょう。しかも当人には、そんな意識がないのかもしれません。当たり前のことと思っていることがあります。

医師が院長、つまり事業者、雇用者である場合は、さらに一般企業とかけ離れた世界が構築される恐れが強まります。

しかしながら、特殊な業種、業界であっても、労働基準法から逃れることはできません。病院特有のハラスメント免除制度はありません。病院やクリニックは自分の立場に関係なく、コンプライアンスを意識する、そしてスタッフに遵守させる義務があることを再認識していただきたいと思います。

ハラスメントを解決するには?

病院やクリニックが頭を悩ませるハラスメント問題。繰り返しになりますが、対応しないわけにはいきません。

しかし、ハラスメント対応と考えると難しくても、人として相手に対して誠意のある対応をし、互いに不快にならないよう、節度をもってコミュニケーションをとると考えれば、ごく普通のことともいえるのではないでしょうか。

悪意のあるハラスメントは別として、多くのハラスメントは意識が低いことから引き起こされています。こういうことを言ったら相手はどう感じるだろうか。それを自分ひとりの気持ちだけでなく、客観的に考え、相手が不快になりそうなことはしない、言わない、それだけで職場のハラスメントは減るはずです。

医療や介護や福祉に携わるスタッフは、常日頃から人に接しています。対人スキルを備えている人材が多い業界です。ハラスメントの現実を知り、ひとりひとりが意識をもって、しない、させないを徹底することは可能でしょう。

そのためには第一に、スタッフ教育（研修）を通じて、問題意識を定着させることです。これまでのやり方、文化・慣習、さらには常識と思っていたことさえ、もはや通用しない時代に突入していることを、職場の中で認識すべきです。

明晰な頭脳をもつはずの大学教授や、国民の代表であるはずの議員でさえ、セクハラをして連日テレビカメラに追いかけ回されるのです。「これくらい」「自分だったら」なんていう甘い考えは排除してください。

次に、職場でハラスメント問題が勃発したら、まずは一切の偏見をもたずに公平な調査を徹底して行います。昨今は上司を陥れるための嘘偽り、過剰な自意識や自己愛に基づく自己主張や濡れ衣も増えています。そのため第三者への聞き取りなど、慎重に証拠を集める必要があります。

ただし、ハラスメントを訴えている人に対して「思い込み」「自意識過剰」「ヤラセではないか」などの言葉を投げかけるのはもちろんのこと、そういった気持ちが芽生えたことを気づかせることさえ大きなリスクです。

ハラスメントが事実だった場合は、さらにセカンドハラスメント（※11）が問われることになります。ハラスメントが怪しいものだったとしても、そうやって訴えてくる人間は一筋縄ではいきません。いわゆるモンスターの可能性もありますから、いずれにしても調査は慎重に、先入観を排除して公平に、徹底的に行うことです。

公平な目でということでひとつ付け加えれば、ハラスメントは上役から部下に行われるだけではありません。部下が上役に嫌がらせをすることだって、めずらしくないのです。

なにが起きるかわからないと言っては大袈裟かもしれませんが、先入観の排除というのが実際にはなかなか難しいことを知ったうえで、対応にあたる必要があります。

※11セカンドハラスメントとは、病院やクリニックの相談窓口にセクハラの被害を訴えたことによって、その担当者または病院やクリニックから二次的な嫌がらせを受けることをいう。

被害者の援助も重要

ハラスメントが事実だった場合、被害者の援助は事業者の責任です。対応窓口を設置するなど、ハラスメントに対応する誠意を表します。女性のセクハラ被害者に対しては、窓口を男性にしないなどの配慮が必要です。こういった相手の立場にたった当然の配慮を思いつけないということは、体質としてハラスメントの土壌があるともいえます。

また、調査には時間がかかることもあります。調査中も仕事は続きますが、被害者と被疑者が同じ部署で働き続けるのが適当ではない場合は、配置転換などの対応も必要でしょう。

そしてその案件を解決すれば終わりということではありません。ハラスメントが起きたということは、スタッフにハラスメント防止の意識が徹底していないということです。再発防止のための方針を再確認し、さらなる研修などを通じて、スタッフへの意識づけを徹底します。

そのためには、まず事業者の意識を改革する必要があるかもしれません。とにかく問題意識を定着させること、職場を共にするひとりひとりが「ハラスメントを許さない」をごく当たり前のこととして認識していることが重要なのです。

ハラスメントの種類

・**パワーハラスメント（パワハラ）**

職場上の立場や優位性を利用した嫌がらせ

・**セクシュアルハラスメント（セクハラ）**

性的な侮辱や嫌がらせ

・**マタニティハラスメント（マタハラ）・パタニティハラスメント（パタハラ）**

妊婦や育児者（父母）に対する嫌がらせ

・モラルハラスメント（モラハラ）
言葉や態度による精神的・継続的な嫌がらせ
・セカンドハラスメント（セカハラ）
ハラスメントの被害を訴えた人に対する、周囲や事業者からの圧力などの二次的な嫌がらせ
・ドクター・ハラスメント（ドクハラ）
医療関係者が自分の立場を利用して患者さんや、その家族に対して暴言を吐いたり、強い態度で出たりすること

その他、アルコールを無理強いするアルコールハラスメントや、「男なんだからこれもって」など「男らしさ」「女らしさ」を強要するジェンダーハラスメント、いわゆる肩叩きといわれる「リストラハラスメント」などハラスメントも細分化されていますが、その多くはパワハラ、セクハラに分類できる内容です。

第5章
要注意！トラブルの裏にモンスターあり

モンスター社員vsブラック企業の構造

ブラック企業やハラスメントと同じように、近年知られるようになった言葉がモンスター社員です。もともとはセクハラから様々なハラスメントが広まったように、モンスターペアレントという言葉から、今では様々なモンスターが発生しています。

モンスターという言葉のインパクトから注目を浴びましたが、言い換えればクレーマーであり、いわばモラハラ（モラルハラスメント）の一種であるといえるでしょう。

自己の理屈を他者に押し付ける過剰なクレーマー。モラルの欠如した人々が関わる各所でモンスターとなり、それが企業を相手どると問題社員、つまりモンスター社員となります。モンスター社員は企業を「ブラックだ」と訴えるのが常套手段ですから、そこにはブラック企業が生まれます。

一方的なブラック企業というのは存在しますが、モンスター社員がいるところには、ブラック企業がセットになっています。本当にブラックである場合だけでなく、モンスター社員にとっては雇い主がブラックだからです。つまり、あなたの事業所に問題職員が存在すれば、あなたの事業所はブラックにされてしまうのです。

先に被害を訴えた側の主張は、どうしても有利になりがちです。さらに現状では、世論はモンスター社員よりもブラック企業を敵対視します。雇用側よりも被雇用側が数で勝っている以上、企業や事業所側に厳しい目が向けられるのは仕方ないことかもしれません。

モンスター社員のタイプ分け

モンスター化する人というのは、どこでも問題を起こしがちです。子どもの通っている学校に対しては常識で穏やかな親でありながら、勤め先に対してはモンスター社員ということは、なかなかありません。その場合は、本当に企業に問題があることも考えられます。

さらにモンスター達の厄介なところは、一見、正論に思える理論を展開してくることです。自分が正しく相手が悪い、その一点に集中して、自分に有利に働くものだけを集めつないでいく。

モンスターのタイプは様々ですが、その点は共通しています。一部の誰から見ても自分勝手で言い分に無理があるという人（このような人は誰も言い分を認めないので最終的には問題になりません）を除いては、能力の高い人が多いのが特徴です。

経営者を悩ますモンスターの主なタイプを挙げておきます。

①勤怠不良型

遅刻や早退、欠勤を抵抗なく繰り返し、または勤務時間中に休憩が多く、勝手に職場を離れ、あるいは私用に勤しんでいたりする。

②労働能力欠如型

業務上、当然求められる技能のレベルに達していない。スピードが遅い。正確性に欠ける。通常求められる範囲の仕事ができない。できるようになる努力もしない。

③協調性欠如型

日常的な挨拶《あいさつ》もできないコミュニケーション不全型や、業務上当然なチーム行動ができない、拒否する、自己主張ばかりする。

④職場ルール違反行動型

職場ごとの一般的なルールを無視する。上司の指揮命令に従わない、または反抗する。ただし、過度なルール縛りなどは事業所側の問題とされることも。

⑤セクハラ・パワハラ型

ハラスメントに対する意識が低く、注意しても分からない、やめる気がない。特に、医師のコメディカルに対する高圧的な態度や指示命令など。

⑥メンタル型

現代型鬱《うつ》病ともいわれ、事業所の所為《せい》、職場環境の所為《せい》で精神を病んだと主張する。極端には「上司を辞めさせろ」などと主張するケースも。

私たちの実感として、医療や介護の現場において多いのが③と④です。ひとことで言ってしまえば「言うことを聞かない人」。「私はこのほうがいいと思うのでこうします」を押し通そうとします。

③・④の人は、得てして⑤・⑥にも当てはまります。タイプ分けといっても「自分のほうが正しい」という共通理念があり、根がつながっています。そのため、完全に分かれているのではなく、複合したり進行したりすることが多くなります。

病院やクリニックと揉《も》めたり、退職したり自らが不利になったときには、どのタイプも⑥になりがちです。仕事を休むようになり、しばらくするといきなり診断書が届きます。内容のほとんどは「抑鬱《うつ》状態」「自律神経失調症」「ストレス性」等の症状レベルの診断書で、仕事（不当に劣悪な職場環境）の所為《せい》で精神を病んだと言ってくるわけです。傾向的には、⑥への移行は、特に③・④の人に顕著です。

進行して⑥になったわけではなく、いきなり⑥という場合は、その人にとって実際に職場に精神的な苦痛がある可能性もあり得ます。見えにくいところでハラスメントを受けたりしていないか、公平な目でチェックしておくと良いでしょう。

スタッフのモンスター化を避けるには

はじめからいちゃもんをつけようと入職してきた場合は別ですが、普通の人がモンスター化するには原因があります。個人の資質も大きいので、こうしたら必ず防げるということはないのが残念ですが、職場環境が原因でモンスター化してしまうスタッフを出さないために、雇用者として注意すべき点はあります。

職場の風通しは良いにこしたことはありません。上司と部下、同僚同士のコミュニケーションが良く、職場の雰囲気が良ければ、問題行動は起きにくくなります。ただしコミュニケーションを強要されたと感じさせてしまうと、それが苦手な人の反発を買う恐れがあります。

風通しは良くても、慣れ合いは良くありません。また、ルールは前もって知らせておかなければなりません。就業規則やルール違反を「これくらいはいいか」と認めていると、そのルーズな部分が「あたりまえ」となり、さらにルーズになるといったことを繰り返し、スタッフのモンスター化が進みます。職場環境が原因の問題行動の多くは、このケースに当てはまるといわれます。

規則やルールだけでなく、個人の要求などを線引きなく聞き入れることも危険です。

「気持ちよく仕事をしてもらいたい」「この要求を飲んだから、もっと頑張ってくれるだろう」許容する側はそういう気持ちでも、受け取る側にはその気持ちが通じていないことが多い。それが現実です。要求というのはエスカレートするのが常。聞いてもらえなくなったときに、これまでが温情だったことなど考えず、言い分が通らなかったことに対してキレるのがモンスターです。

ルールを逸脱したり、個々の要求を受け入れたりする際には、公のこととして許容した理由や線引きを通知することが必要です。これまでうまくいっていたのに、まさかこの人が……。そんな問題行動が実際に増えています。職場であるかぎり、個人的な感情とは別に、面倒や堅苦しいと思っても、するべきことはきっちりしておかなければなりません。

「ルールは前もって周知しておく」「ルールが変われば都度説明しておく」ことが大切です。また、**ルール違反は、たとえ小さなことであっても見逃さないこと**です。

いったん雇ったスタッフを解雇するのは難しい

日本の労働法は、労働者保護の視点から考えられています。大袈裟にいってしまえば、医療機関や介護施設がスタッフに対して不当な扱いをしていないかを見張る。実際にはそういうものではないのですが、私たち、医療機関や介護施設側に立つ専門家からの実感として、そんなふうに言いたくなってしまう現状があります。

なかでも解雇に対しては、非常に厳しい決まりがあります。スタッフにとって解雇とは、最大の制裁ともいえるでしょう。それだけに、医療機関や介護施設の都合や思惑で、やすやすと実行できるものであってはならないということです。

労働契約法における解雇の取り扱いはこうなっています。

「解雇は、客観的に合理的な理由を欠き、社会通念上相当であると認められない場合は、その権利を乱用したものとして、無効とする」

ブラック企業や、よほど経営が行き詰まった医療機関や介護施設でない限り、スタッフを解雇するには、客観的に考えて相当な理由があるから解雇したいはずです。しかし、医療機関や介護施設から見た客観的で相当の理由は、裁判においてなかなか認められません。もはや、ほぼ認められないと言ってしまってもいいかもしれません。

一度雇ってしまったスタッフを解雇するためには、非常に高いハードルがあるのです。非正規スタッフに対しても、簡単に認められるものではありません。まして正規のスタッフを解雇しなければならない時は、専門家の指導のもと、時間をかけて準備することが必要です。

「来月から来なくていい」と解雇を言い渡したスタッフが翌月から来なくなった。それで話は済んだものと思っていたら、そのスタッフが解雇無効の訴えを起こしてきた。そのような場合、裁判で解雇が有効になり、そのスタッフがその身分を法的に失うまでは、賃金の支払い義務が発生します。

極端な話、転職活動が成功するまで、出勤はしないままゴネて賃金を支払わせようという人間がいるかもしれません。出勤しない理由を、不当解雇によるストレス性疾患とでもされれば、働き手を失ったまま賃金を、さらには慰謝料まで取られる事態もあり得ます。

解雇を円滑・円満に進めるためには、５つの条件をすべて満たさなければなりません。

１　法律で解雇禁止事項に該当しないこと。
２　法律に則って解雇予告を行うこと。
３　就業規則の解雇事由に該当していること。
４　解雇に正当な理由があること。
５　解雇の手順を守ること。

これらは一見、当然のことのように見えるかもしれませんが、法的に該当するように整えるのはなかなか難しいのです。ひとつひとつ説明していくと、それだけで解雇の専門書になってしまうので省きますが、ポイントだけ挙げておきましょう。

３にある、就業規則の解雇事由。就業規則には解雇事由を明確に列挙しなくてはなりません。それを周知し、スタッフの署名や捺印をとっておけば、その事項にあたる事柄での解雇は比較的スムーズにいくケースが多いです。

労働基準法では、従業員が10人以上の事業所に対して就業規則の作成と届け出を義務付けていますが、それ以下の事業所であっても、就業規則を設けておきたいものです。

ただし「これをしたら解雇です」ということを明文化するということは、そこに挙げていない事柄で解雇することは、さらに難しくなるということ。就業規則や解雇事由の設定に、専門家のサポートを受けることを勧めるのはそのためです。

もちろん、経歴詐称や職務上の機密、個人情報の漏洩、職場の金品の無断持ち出し、犯罪、取引先の金品の受け取り、長期の無断欠勤、ハラスメント等、解雇が認められる事由はあります。

犯罪など明確な事由は別として、最終的に解雇が認められるかどうかは、個々の事情によるところになります。医療機関や介護施設側の個々の事情は認められにくいため、**日頃から就業規則を整備し、明文化と周知を徹底しておく**ことです。

試用期間はお試しではない

そのために試用期間があると思われるかもしれませんが、試用期間だからといって、簡単に解雇することはできません。試用期間というのは、医療機関や介護施設にとっての単なるお試し期間ではないのです。

試用期間中の労働契約は「解約権留保付労働契約（※12）」です。雇用の効力が確定するのは契約締結から、ということは、試用期間中、雇用者は契約の解約権を留保しているということになります。つまり、契約期間中にその人が不適格だと思えば、留保していた解約権を行使できる（つまり、「解雇できる」）、ように思えます。

しかし、実際に解約権を行使できるのは、試用期間中の観察や勤務状態などから、当初知ることができないような事実（能力不足、健康不良、経歴詐称、勤務成績不良など）を知ったうえで解約権を行使することが客観的に相当であると認められる場合だけなのです。

やってみてもらったけれど、あまりうちの風土に合っていないようだ、職場の人への挨拶がきちんとできない、そのような理由で解雇することはできないのです。

これは、試用期間中の労働者が、他の事業所への就職機会を放棄しているからです。また、試用期間を単なるお試しとすると、ある一時期だけ限定的に人手が足りない事業者が、試用期間と称して人を採用し、低い賃金で働かせ、試用期間の終了とともに不採用を決定するというようなこともできてしまいます。極端なブラック企業の例を出しましたが、そういうことを避けるためにも、試用期間中にも自由に解雇できるものではないということを頭に入れておいてください。

過去の判例において、試用期間中の相当性が認められたのは、かなり限定的なケースです。たとえば経歴に重大な虚偽の事実があった、職務態度が極めて悪い、正当な理由なく遅刻や欠勤を繰り返す等、採用後であっても解雇が検討されるような場合のみです。

しかも入職から14日間が過ぎていれば、通常の解雇と同様の手続きを踏まなければなりません。最低30日前の解雇予告、それがなければ解雇予告手当の支払いが必要となります。

しかも長期の試用期間は無効となることがあります。試用期間という言葉のイメージから、安易な気持ちで採用を決めることのないよう、試用するということは、実際は採用したことと同等と考えなければなりません。

※12　解約権留保付労働契約とは、使用者と試用期間中の労働者との間の契約関係は労働契約関係そのものにほかならないが、本採用に適しないと判断された場合には解雇しうるように解雇権が留保された労働契約である。

これだけは採用前にチェック

前項でお伝えした通り、採用してしまったスタッフを解雇するためには、非常に高いハードルがあります。採用前段階におけるチェックがいかに大事かがおわかりいただけたと思います。

採用前の判断材料となると、本人が書いた履歴書と、（日頃の業務に追われ）ほんのわずかな面接の時間しかありません。けれど私たちから見て、この重要な履歴書の重要ポイントがチェックできていないケースが多々あります。

ここでは必ずチェックしなければならないポイントをお伝えします。

①空白期間のチェック

中途採用で職と職の間に空白期間があれば、その理由や、その間になにをしていたかを聞くこと。最近では、メンタルヘルスの問題でブランクがあるケースが増えています。

②退職理由のチェック

退職理由は99％が「一身上の都合ゆえに」と書かれています。これは経営者が本当に欲しい理由の説明になっていませんから採用にあたって、どういう理由で辞めたのかを聞くことはとても重要なことです。当初思っていた仕事の内容と違った、周囲のスタッフとうまくいかなかった、上司や同僚ともめたという理由であれば要注意です。この部分をもっと突っ込んで聞いてみましょう。

「家庭の問題」などという場合も、その問題の具体的な中身を聞きましょう。採用に際しての一般的な質問は、プライバシーの侵害にはあたりません。ただし個人を誹謗中傷するような質問はハラスメントとなります。質問はあくまでもニュートラルなもの、相手が変わっても同じ質問ができるものにしましょう。

③病歴のチェック

看護師や介護職は、メンタルヘルス不全の他、腰痛を抱えている人が多いです。面接時には、この点も確認しておきましょう。現時点での通院の有無、過去３年以内の病歴、投薬の有無等などです。

④採用基準を明確に伝える

求人の内容と採用後の条件が違う、という事例が最近特に多くなっています。このため、政府は今年1月に職業安定法の改正を行い、「求人内容と実際の賃金が異なる場合には、本人の同意をとること」が義務となりました。こちらは伝えたつもりでも、相手が受け取っていなければ意味がありません。内容を文書で確認してもらったうえで、日付と署名・捺印をとることをお勧めします。

また、面接は「面接シート」などを使用し、できれば２名以上で行います。１対１のやりとりでは当事者同士の話になるため、後々食い違いが起きた場合、より面倒なことになります。また３名以上ですと圧迫面接にならないように留意すべきです。上役だけでなく、面接を受ける人に近い立場のスタッフを同席させるのも有効です。

経歴詐称を問うための条件

経歴詐称という言葉はよく聞かれますが、医療機関や介護施設が応募者に対してこれを問うためには、やはり相当のハードルがあります。履歴書は自著で本人の捺印がありますから（要チェック。ない場合は要求する）書いてあったことが事実と違えば詐称に該当します。

面接時のやりとりでは、質問に対して虚偽の内容を回答していたことが重要になります。面接時に聞いていないことに対しては、経歴詐称を問うのは難しいのです。

たとえば既往症に関して、履歴書にも書かれておらず、本人からの申告がなければ「知らなかった」と言いたくなります。しかし、面接時に確認しなかった場合、医療機関や介護施設が確認努力、知るための努力を怠ったとされることがあります（既往症に関しては次項を参照）。

言った、言わないの水掛け論にならないために、面接時のやりとりは、必ず詳細に、書面にして残しておきます。立ち会った人名、質問をした人、質問と答えの正確な内容を記録しておきます。

相手の了承を得て録音できればいいのですが、面接の段階では難しいこともあるでしょう。書面に記録し、できれば相手にも目視で確認してもらいましょう。そして面接でのやり取りの内容を共有の情報として面接者のイメージに刷り込みます。そしてこのイメージに残した面接記録をトラブル時の面接・指導の場で活かしていくわけです。面接時と食い違う部分があれば、この面接記録を基に正していく作業を行い適切な労務管理に役立てます。

既往症の確認はするべき

２０１２年、京都の祇園で起こった多数の死傷者を出した交通事故は、車の運転者が持病であるてんかんの発作を起こしたことが原因でした。業務として営業車を運転していたため、加害者の会社と家族に対して、約６１００万円の損害賠償が求められ、京都地裁は約5200万円の支払いを命じました。

加害者の会社は、加害者の持病を知らなかったようですが、だからといって責任は回避できません。業務で自動車を運転させるのであれば、その従業員の健康状態を把握するのも事業者の責任なのです。

病気については個人的な事柄のため、質問することがプライバシーの侵害にあたるのではないかと心配する医療機関や介護施設の方がいます。けれど原則として、既往症の確認は認められています。業務に関して必要な範囲内であれば、健康状態の事前調査は違法ではありません。

医療機関や介護施設には採用の自由・調査の自由があります。労働者には職業選択の自由が保証されているのに、医療機関や介護施設にはなんの権利もないです。というわけではありません。日本の労働法が労働者に有利とはいえ、法律はそこまで一方的なものではなく、医療機関や介護施設にも、必要な権利は認められています。

特に、京都の交通事故以来、行政も自治体も、事業者に既往症の確認をすることを後押しする傾向が見られます。運転業務がついてまわりがちな介護福祉の現

健康に関する問診票

1.今までに入院を要する病気（怪我）をしたことがありますか？
　有　　　　無　※有と回答された方はその傷病名をお答えください
　以下同様　　　（　　　）
2.現在、治療中の病気（怪我）はありますか？
　有　　　　無（　　　）
3.現在、定期的に服用している薬はありますか？
　有　　　　無（　　　）
4.持病はありますか？
　有　　　　無（　　　）
5.刺青（タトゥー）は入っていますか？
　有　　　　無（　　　）
6.タバコは吸っていますか？就業時間内の禁煙を守れますか？
　有　　　　無（　　　）

注）当該問診票は、採用において認められている企業の調査権限に基づき作成しております。平成24年に発生した京都祇園てんかん発作事件以降の国の要請により、業務活動及び利用者様へのサービスにおいて、不測の事態を起こさないために実施しておりますので、嘘偽りなくご記入いただくようお願いします。

平成 年 月 日
上記内容を確認の上、本書に署名いたします。

氏名＿＿＿＿＿＿＿＿＿＿＿＿㊞

場では、特に意識していただきたいことです。

ただし、無断で検査をした場合は違法性があります。ＨＩＶやＣ・Ｂ型肝炎の検査を本人に黙ってしたというケースもありますが、訴えられれば賠償は免れないでしょう。関わる人の安全を守るためとはいっても、やりすぎは禁物です。

基本的には、過去3年間の病歴を確認すること。入院の有無、治療継続の有無、現在治療中の病名、投薬、病院名などを確認します。

口頭では証拠が残らないので、問診票を作成します。これも本人が事実として確認したということを、日付と署名・捺印で残しておきましょう。

ものを言うのは就業規則より雇用契約書

面接時に採用基準を明確に説明する必要性については前述しました。職員を雇用するとなったら、雇用契約書に、その人に対する個別契約の内容も含め、約束事をすべて明記します。たとえば利用者を何人担当してもらう、雑用業務もおこなってもらうなど、具体的に記しておきます。

裁判で揉《も》めたときに重視されるのは、意外と就業規則よりも雇用契約書であったりもします。これは個別合意が重視されるためです。

契約内容に変更があれば、小さなことでもひとつひとつ合意をとっておきます。雇用契約書はもちろん、契約内容の変更や、就業規則が加わったりしたときも、各々説明のうえ、それに基づくスタッフの誓約書をとっておくことが重要です。「就業規則を遵守します」の一文でかまいませんので、それに、ここでも日付と署名・捺印をさせて下さい。

採用時には身元保証人をつけてもらうことも不可欠です。保証人をつけるまでは多くの事業者が実行していますが、人的保証、金銭保証の適任者かの確認までは、なかなかされていないようです。

行方不明者の対応は、身元保証人が最重要です。失踪したり、金品を持ち逃げされたりしたときに、連絡が取れる第三者がいることが必要です。採用時だけでなく、有効期限（※13）を定めて定期的に確認しておきたいものです。

もうひとつ、採用時に念書をとっておく必要があるものがあります。現在の時勢に沿ったものといえますが、機密情報・個人情報保護に関する誓約書（または念書）です。

職員に対しては、業務上知り得た事柄を外部に漏らさないこと、ＳＮＳなどに業務の内容や、患者、利用者さんの情報を片鱗でも流さないことを誓約させてください。

そんなことは常識、個人の責任と言いたいでしょうが、医療機関や介護施設の責任として誓約させることが漏洩の事実があったときに身を守ります。

ＳＮＳなどの普及により、個人情報や機密の漏洩の事例は年々増えています。

6章で実例を紹介しますが、悪気のない、こんなことが情報漏洩になるなんて思わなかったというケースがほとんどです。

理想として、誓約書（念書）をとるだけでなく、個人情報や機密の取り扱いについての研修を定期的に実施したいところです。SNSの危険性、何を業務には一切持ち込んではだめなのかということを周知徹底するのが事業者の責任といえます。

同時に、医療機関や介護施設側もスタッフの個人情報の取り扱いについてのルールを通知し、遵守する旨を記載した書面を用意するべきです。

※13　身元保証書の有効期限は、保証期間に特約がない場合は3年、特約がある場合は5年である。

モンスタースタッフ現わる！　そのときどうするか？

スタッフによる問題行動が起きる可能性は、いつ、どんな医療機関や介護施設にもあります。一緒に働いていた仲間から、いつ訴えられるかわからないのが現状です。疑心暗鬼になるのはマイナスですが、予防法とともに対応法も身につけておく必要があります。

必須なのは、禁止行為を明確に通知しておくことです。口頭で注意しても証拠が残らず、水掛け論になるだけです。多くのモンスタースタッフにとって、水掛け論は得意とするところです。

このような場面では、いかに証拠を残すかが重要です。それでなくても労働基準監督署などではスタッフに有利に判断されがちなのですから、医療機関や介護施設はしっかり準備し、自己防衛しておくしかありません。

モンスタースタッフへの対応は次のように進めていきます。

①関係者への事情聴取（事実の確定）

まずは客観的な事実関係を確定させなければなりません。医療機関や介護施設から見ればモンスターでも、社会の一般論から見たら医療機関や介護施設がブラックだったというケースもあります。なにがあったのかという事実を関係者にしっかり聞くことが第一です。

②本人の言い分をじっくり聞く

本人は訴えを起こしているのだからと、それ以上言い分を聞くことなく事実認定をしようとする医療機関や介護施設が多いと感じます。本人の言い分は必ず聞いてください。時間を区切ったり、反論したりせず、できるだけ全ての主張を引き出すことが、最終的には医療機関や介護施設にとってもメリットになります。

その際は、相手の言い分に同意したと思われるような言動を避けます。できれば相手の承諾を得た上で録音しておきましょう。

③相手の言い分に対する反面調査

モンスタースタッフの常として「自分は職場のためにいいことをしているのに、医療機関や介護施設はわかってくれない」「自分が正しく相手は間違っている」と言います。それは置いておいて、医療機関や介護施設の立場としての反面調査を進めます。

反面調査とはつまり裏付け調査ということなので、ただモンスタースタッフの意見に対抗するためのものであってはなりません。事実をしっかり調査します。

平成　年　月　日

○○　○○　殿

株式会社○△×□
代表取締役　○○　○○

厳重注意書

貴殿は、これまでも口頭で再三にわたり注意を受けているにも関わらず、他の職員に対するパワハラ姿勢がいっこうに改善されておりません。
そこで、今後このような勤務態度は早急に改善するよう、本書において改めて厳重に注意いたします。尚、当社はセクハラやパワハラに対しては厳正に対処する所存でありますのでその旨申し添えます。

つまりここで、事業者側に非が見つかることもありえます。

④客観的な事実認定

十分な調査をしたうえで、それぞれの言い分や調査結果など、すべてを照らし合わせ、思い込みを排除した公平な目で確認することが重要です。

⑤禁止行為の明確な通知

口頭ではなく、必ず書面で通知します。ここで注意書を受け取らない、受け取っても内容を読まずに捨てるなどの対応も予想されます。重要なのは注意書を渡したということではなく、注意書の内容を伝えたという事実です。そのため、必ず日付と署名・捺印をとっておきます。そして写しを証拠として管理してください。

労働法を味方につける

労務管理を円滑に行うためには、労働法をしっかり理解することがスタートです。労働法における規制が、どこに強く置かれているのかを知り、医療機関や介護施設の数少ない権限を、しっかり行使してほしいのです。

労働法の規制を簡単に表現すると、医療機関や介護施設にとって、入り口（採用）は自由だけれど、出口（解雇）は不自由ということです。その途中（労働が展開している過程）には自由がありますが、この自由を理解して、うまく行使できている医療機関や介護施設は非常に少ないです。

日本の労働法は、解雇に対して非常に多くの制約があり、裁判になればほぼ負けるといっても過言ではありません。この点もあまり知られていないようで、いざとなったときにまともな準備がなく、ほぼ丸腰で慌《あわ》てる医療機関や介護施設が多いのです。

業務命令、降格、昇格、異動、配置転換。これらは人事権であり、行使は基本、自由です。この貴重な、使える自由があまり理解されておらず、事業者が不利な状況に追い込まれるケースが特に多いのが介護福祉施設だと感じます。

モンスタースタッフとのトラブル解決まで

モンスタースタッフは医療機関や介護施設を悩ませ、消耗させるだけでなく、周囲のスタッフにも悪影響を及ぼします。注意しても問題行動を繰り返したり、過激な行動で周囲に影響を与えたりするようなことがあれば、しっかりした対応が必要になります。

繰り返しになりますが、私たちの目から見るとその労務管理が、なかなか適切にできていない事業者が多いように感じます。

事業者への権利である懲戒処分は、具体的にはけん責↓減給↓出勤停止と進んでいきますが、そのためには、前項の問題行動に対する注意書の内容を、明確に伝えたという証拠が重要です。

そのうえで、とにかく慎重に、用意周到に証拠を準備する必要があります。注意書や指導書は人事権行使、懲戒処分の根拠になります。

よく「降格させると訴えられるのではないか」という相談をいただきますが、人事権の行使は原則保証されています。降格・昇格は懲戒処分ではありません。懲戒権の行使には準備が大切です。けん責↓減給↓出勤停止と順を追ってください。懲戒権は人事権と合わせて行使すると効果大です。

繰り返しになりますが、モンスタースタッフとの戦いは水掛け論や理屈合戦になりがちです。言い分は署名・捺印つきの文書で提出させると効果的です。

乗せられたら負けと心得る

モンスタースタッフといっても、常日頃から明らかに言動がおかしい人というわけではないはずです。場に応じた常識的な対応もできたからこそ雇用したはずです。その人の気質や特性はあるにせよ、モンスター化した原因があるはずです。

対応にあたっては原因究明も必要となりますが、それ以前に押さえておくべき対処法があります。それは、モンスタースタッフとしてではなく、あくまで一般の人事、人材育成の方法論に則るということです。

重要なのは一対一で対応しないこと、相手の言い分に同意しているととられるような言動をしないことです。そしてやりとりの際は詳細な議事録を取ること、できれば相手に了承を取ったうえで録音ができると議事録の効果を上げてくれますのでベストです。その際は当然、相手にも録音の権利があります。相手から録音の許可を求められたら応じましょう。そして必ずこちらも録音することです。録音の許諾については、録音に通知と相手の承諾の声を残すか、できれば書面で署名捺印をもらっておきます。

携帯電話にも録音機能がありますから、許可を得ずに録音をする、されるといった事態も増えています。無許可で録音したものは、事実として残っていても裁判などの証拠にはなりにくいのが一般的です。

相手がこっそり録音していることも想定し、売り言葉に買い言葉になったり、煽られて言葉を荒げたりしないよう注意してください。隠し撮りは裁判などの証拠にはなりにくいとはいえ、声を荒げたり、言葉が乱暴になったりした部分だけの音声をネットにアップロードされることもあり得ます。

もちろんネットにアップロードすること自体、問題のある行為ですが、ネットに流れてしまったブラック的なイメージは残ります。モンスタースタッフへの対応は、いかに相手のペースに乗せられずに、冷静でいられるかが勝負といえるでしょう。

第6章
実録！　労働トラブルQ＆A

雇用者の問題↓ブラック企業にならないために

いまやどんな企業でもブラックと噂され、訴えられるリスクのある時代です。確信犯的ブラック企業や、旧態依然とした意識が抜けない殿様気分企業だけでなく、誠実に事業を行ってきた企業が、ある日突然、従業員に訴えられる可能性があるのです。私どももはそういったケースを多数、見てきています。

「そんなつもりではなかった、今まで一緒に働いてきた仲間に、そんなふうに責められ、訴えられるなんて」と驚き嘆き、悔やんでいても解決しません。

するべきことは、訴えられないよう、適正な職場環境と労務管理システムを築き、維持すること。そしてそれを明文化し、周知しておくことです。

何度も述べてきた通り、現行の労働法や世論は、強者（雇う側）、そして訴えられた側に不利になっています。医療機関や介護施設がスタッフに訴えられたとき、それを覆すのは非常に困難であり、消耗してしまいます。

訴える側も簡単なことではないのですから、システムがきちんと運営されている＝「訴える必要も隙もない」ことは、スタッフにとってもいいことです。

また、対策すべきは本当に自身を被害者だと感じて攻撃してくるモンスタースタッフだけとは限りません。残念なことですが、明確な意志をもって医療機関や介護施設から慰謝料などを巻き上げようとする者が一定数いることも事実です。プロ的なモンスタースタッフに加え、法的な知識を持ち、経験も豊富なブラック専門家達が、重箱の隅をつつくようにして医療機関や介護施設を攻撃してくることがあります。

健全な経営と労働条件を継続しているかぎり、むやみに恐れることはありません。しかし、知識や経験の不足から、無意識のうちに労働法に抵触したり、するべき手続きを怠っていたりしないよう注意が必要です。

医療機関や介護施設が訴えられた実例をもとに、結果を考えてみましょう。

〈ケース①〉

大阪府の社会福祉法人（職員20名規模）

中途採用で入社してきた新人スタッフ。同タイプの施設での職務経歴があり、仕事にも慣れているとのことだったが、丁寧に指示をしないと何もできない。基本的な専門用語も通じない。指示した仕事も丁寧なのはいいが、とにかく遅く、一般的なスタッフの2倍程度の時間がかかる。時間内に仕事が終わらず、本人も周囲のスタッフも残業になることもある。

注意したところ「自分なりに一生懸命丁寧に仕事をしているのに怒られてショックだった」と上司に訴える。異動を通知したところ契約違反だという。

〈結果〉

業界に関わらず、よく見聞きするケースです。このケースは、個々の事情によって雇用者側がブラックか、被雇用者がモンスターかが判断されます。まず確認することは、履歴書や職務経歴書が事実かどうかです。明らかな詐称があれば違法行為なので、解雇事由に相当します。

仕事が遅いと指摘するためには、具体的な指針と指導が必要です。周囲の職員と照らし合わせて、どの点にどう問題があり、どの程度のスピードが必要なのかを割り出します。当該スタッフだけでなく、研修として同じ職務にあたるスタッフ全員に周知させるといいでしょう。

注意をする場合は、怒った、怒鳴った、恫喝したなどと言われないよう、あくまで冷静に。１対１を避け、一方的な注意ではなく、しっかり聞き取りをしながら、施設としての要望を伝えることが必要です。

異動が契約違反かどうかは、雇用契約書の内容と照らし合わせて判断されます。契約書に不備がないこと、医療機関や介護施設が契約書の内容を把握していること、スタッフが本人の契約書に常に確認できる状態であること、そして内容を理解、承諾していることが必要です。また、評価制度の整備も必要なのです。

〈ケース②〉

和歌山県のクリニック（職員30名規模）

看護師が患者対応中にてんかんの発作を起こした。幸い患者にケガなどはなかったものの、大騒ぎになり、ネット上などでも「危ない病院」などの書き込みをされた。今後のことを考え、退職を促したが拒否。人員が足りている事務方への転属を余儀なくされ、新たに看護師を雇わなければならなくなった。

〈結果〉

採用前に既往症の確認をしているかどうかがポイントです。確認をしていて「既往症なし」とされていれば、詐称で正当な解雇対象になり得ます。書面で記録を残し、署名があれば完璧です。

確認をしていない場合「黙っていた」ことでは被雇用者を責められません。確認義務は雇用者にあります。労務規定の解雇条件として病気の記載があるなど、個々の事情にもよりますが、既往症の有無で、一度雇ったスタッフを解雇するのは難しいと思われます。

ただし、患者に危険が及ぶ可能性という明確な理由があるため、本人が拒否した場合でも、適正な職務への異動は認められる可能性が高いです。

〈ケース③〉

埼玉県の介護施設（職員20名規模）

スタッフの看護師が、デイケア利用者を帯同して散歩中に、利用者に足を掛けて転倒させケガを負わせた。また、別の利用者の入浴サービスを提供するのに熱湯の浴槽に入浴させようとした（未遂）。

本人に問いただすも「私は悪くない」の一点張りで、もの別れになった。更に問いただすと看護師の両親が介護施設に乗り込んできた。


〈結果〉

これもケース②と同様に採用前に既往症の確認をしていなかったのが致命的となった事例です。当該介護施設は、スタッフ不足のため、応募してくれた看護師を簡単な面談のみで即採用決定し、翌日より勤務させたのです。その採用後から不審な行動をとっていたが、そこには目をつむり、放置したため、行動がエスカレートし利用者の虐待へと発展していったのです。この時点で、ようやく介護施設も前職や既往歴につき調査したところ、今回の採用前には、精神疾患で措置入院されていたこと、主治医よりリハビリのための勤務を言い渡されていたことが判明したのです。

喉から手が出るほど欲しいスタッフを安易に入職させたため、利用者の評判を落としてしまうことになりました。

スタッフの問題→医療機関や介護施設を訴える・利用者から訴えられる

人の考えは、それぞれです。そんなつもりはなかったという言動でも、相手にとっては相手自身が受け止めたことが事実になります。特に現代では、家族の数が少なく、世代間の自然な交流も少なく育ってきている人が増えています。個人が尊重される風潮の中、自分は自分、人は人という意識が育っています。

それ自体は悪いことではありませんが、他者の考えや事情を慮《おもんぱか》るということが苦手だったり、そもそも、そんな必要はないと考えたりする人も増えているように思えます。

同時に、他者との実際の付き合いが希薄だからこそ、言いたいこと、言うべきことがうまく伝えられない、変に他者の顔色や心中を気にしすぎてしまう。そうして自分の中にストレスや鬱憤を溜めていき、メンタルに問題をきたしたり、突然キレて極端な行動に出たりする人もいます。

そしてもうひとつ、現在において非常に重要な事項が個人情報の取り扱いです。

個人だけでなく医療機関や介護施設も同様ですが、個人情報の取り扱いについては、どんなに気をつけても気をつけすぎることはありません。

医療機関や介護施設としてはマイナンバーの収集に関し、管理を徹底する必要があります。２０１７年の個人情報保護法の厳格化を受けて、研修や外部のプロによる管理を徹底させる医療機関や介護施設も増えています。現に私どもも月に何度も医療機関や介護施設にて研修をさせて頂いております。

スタッフにおいては、もちろん各人の意識とマナーが問われます。しかし、職場や就業中の個人情報漏洩については、医療機関や介護施設もその管理責任を問われるのです。

スタッフが職場のスタッフや顧客の個人情報を漏洩してしまった場合、医療機関や介護施設の管理責任が問われるケースが多いのです。スタッフに情報漏洩をさせないよう管理するのも、医療機関や介護施設の責任とされるからです。

そのためにスタッフへの教育や研修が必要となります。ＳＮＳなどで、無意識に容易に情報漏洩が起きてしまう。そんな時代のリスクを実例で見てみましょう。

〈ケース①〉

兵庫県神戸市の社会福祉法人（職員200名規模）

利用者と施設周辺を帯同して散歩中、スタッフが何気なくスマホで後ろ姿を撮影。後日フェイスブック（以下「FB」という）に「うちの利用者さんの歩き方がペンギンみたいでかわいい」と投稿し拡散。利用者家族がFBを確認し神戸市に通報。

〈結果〉

施設は神戸市に厳重注意を受けました。

このケースには不適切な点が3つあります。まずスタッフが勤務中に個人の携帯電話を使用し、利用者を撮影した点。そして利用者を動物にたとえた点。最後は当然のことながら、利用者の個人情報である写真を、同意なくFBに投稿した点です。

スタッフには悪意がなく「まさかこのようなことになるとは」と弁明しましたが、明確な違法行為です。

これは常識ともいえますが、職場への個人用携帯電話の持ち込みは禁じられていること。了承なく自分のＳＮＳに書き込みすることは情報漏洩にあたること。施設事業者がスタッフに周知徹底させる義務があると見なされることも。

業務上の必要があり、相手の了解をとって写真をウェブサイトなどにアップさせるというようなときも、口約束は当てになりません。必ず書面に写真の使用の範囲を明記し、利用者に日付と署名・捺印をもらっておきましょう。

〈ケース②〉

兵庫県の介護事業所（職員15名規模）

クリスマスパーティーのレクリエーションに出入り業者である美容師が参加。撮影した写真を、自身のお店のツイッター、ＦＢなどに無断でそのまま掲載し、ｐＲに利用。写真には施設内や利用者が写りこんでいた。介護事業所のスタッフがＦＢを確認し、業者に通告。開き直られて契約解除。

〈結果〉

これも業者の常識とモラルが欠如していますが、利用者や家族とトラブルになった際、訴えられるのは介護事業所です。外部の委託業者との間にも、守秘義務の文言を入れておくべきです。具体的には、業務上、または施設内で知り得た情報に関して、それを漏洩しない。施設内、スタッフ、利用者を許可なく撮影したり、写真を掲載、拡散したりしてはならない。そういった契約書を作り、署名を取ります。

スタッフの写真を施設のｐＲに使う。利用者やその家族のＦＢ投稿についてなど、実例、もしくは簡単なＱ＆Ａを入れる。

利用者の問題↓モンスター利用者からのハラスメント

医療現場や介護の現場は、患者や利用者からのクレームにさらされる現場でもあります。人と人が関わる以上トラブルは避けられないことであり、さらにサービスを提供する側と受ける側という立場が、一部のモラルの欠如した人をモンスター化させる原因となります。

極端な例では、余命宣告を受けて自暴自棄になった患者が、看護師に暴力を振るおうとしたり、精神疾患で被害妄想にとりつかれた患者が、医師を襲ったりするケースも見られます。

また、ごく普通の人であっても、知識やコミュニケーションの欠如などにより、誤解や被害者意識に基づいたクレームを寄せてくることがあります。

自分だけ特別扱いしろと強要する患者や利用者、それを特別扱いとさえ考えず、当然の権利として無理難題を押し付けてくるケースも少なくありません。

サービスを受ける側だから、これくらいは許されるだろうという自分勝手な認識のもとに起きるセクハラ行為やパワハラ行為。知識がないゆえの誤解について、質問や話し合いもないままいきなり訴えてくるケースもあります。

医療機関や介護施設、そしてそこで働くスタッフにとって、職務とは別の面で過酷ともいえそうな現場ですが、知識をもち、対策をとることで、理不尽な事態の多くは避けられるはずです。

〈ケース①〉

埼玉県の病院（職員１５０名規模）

外来診察前の待ち時間が長過ぎたために症状が悪化したと訴えた患者。診療費の支払いを拒否し、受付に居座り、警備員によって外部に連れだされた。後日、病院の周囲で病院に対する誹謗、中傷をしたためたビラをまき、損害賠償を請求してきた。

〈結果〉

この病院では、予約なしで来院した患者に対し、待ち時間が長くなることを説明したポスターが、院内の数カ所に貼ってありました。本来ポスターだけでは不十分ですが、常識的に考えて受付時間と診療時間の間に、予約なしで訪れた場合に想定される待ち時間との乖離はないとされ、病院には非がないとされました。

万全を期すなら、受付で待ち時間が長くなる可能性を説明し、了解の署名をとっておくなどが考えられます。

居座り、誹謗中傷に関しては病院側が患者を訴えられるケースですが、病院は訴えを保留に。この場合、次に同じようなことをした場合、診療拒否できるなどの約束事を取り付けることも検討しましょう。

〈ケース②〉

千葉県のデイサービスセンター（職員60名規模）

ホームヘルパーとして利用者の自宅で入浴介助をしていたスタッフが、男性利用者に胸を触られるなどのセクハラを受けた。報告を受けた施設が利用者の家族に相談しても「痴呆の年寄りのすることに自意識過剰だ」などと逆に責められた。

〈結果〉

スタッフの訴えに対し施設が手段を講じないのはいけません。このケースでは年輩のスタッフと担当を代わりましたが、この場合、難しいのは交替するスタッフ探しです。なかには、どんなスタッフにもダメ出しをして、交替を要求する利用者や家族もいます。

可能な限り、利用者と同性のスタッフを担当にし、交替に関しては、明確な理由を要求すること。セクハラという犯罪行為は論外ですが、気軽に契約外の家事などを頼んでくる利用者や家族は少なくありません。

事前に契約内容を明確にし、書面を作って利用者、スタッフ共に周知を徹底。スタッフに対しては、それ以上のことを善意であってもしないことを徹底しましょう。誰かが契約外の要求をのめば、その後「あの人はしてくれた」というようになってしまいます。

外国人実習生の問題↓常識は通じなくて当たり前

日本には、毎年約17万人ほどの外国人技能実習生が来日しています。外国人が職場で問題を起こすと話題になりやすいので、トラブルが多いように感じるかもしれません。しかし、実際はほとんどの人が問題なく働いています。裁判やニュースになるような事故は1％ほどといわれています。

ただし1％が少ないかというと、日本人のトラブルよりは数倍高い数字です。つまり、外国人とのトラブルは、日本人相手よりは多いというのも事実です。

ここで大切なのは、日本人と比べないということです。日本人も外国人も同じ。それが差別をしないということだというのは事実かもしれません。差別は当然いけないことですが、区別は必要ではないでしょうか。

同じ仕事をしている日本人と待遇を変えたら、それは差別です。けれど、就業規則などの説明の際、日本語の能力が低いから通訳をつける。個別に時間をかけて、理解するまで説明する。それは必要な区別です。

何度も述べてきていますが、説明や研修はすることではなく、相手に周知させること、理解させることに意味があります。きちんと理解したことを確認し、署名をとりましょう。よくわからないけれどサインをしたということのないように、できれば会話の内容などを録音や映像に残しておくのも手です。

また、国によっては仕事が途中であろうと、就業時間の終わりとともに帰るのが常識ということもあります。仕事が終わらなかったから残業するなんて、常識外れという社会もあるのです。良し悪しの問題ではありません。これは単なる一例ですが、外国人相手に（今では日本人相手であっても）常識が通じるとは思わないように。常識、マナーなどを期待するのではなく、するべきこと、してはいけないことなど、この職場でのルールとマナーをきちんと明文化して説明します。

当然のことながら、外国人実習生だからといって待遇を低く設定したり、パスポートや私物を回収して管理したりするのは違法です。

〈ケース①〉

静岡県のデイサービスセンター（職員30名規模）

利用者のレクリエーションに時間がかかり、就業時間を過ぎてしまった。定時を過ぎたら施設に残っている利用者を置きざりにして、外国人実習生が帰ってしまった。

〈結果〉

業界に関わらず、外国人実習生を受け入れている事業者からよく聞かれる事例です。言い含めて残業をさせたら訴えられたというケースもあります。

事情により残業があり得ることを、事情まで明記をして最初に通告する必要があります。それをしていない場合、すぐに話し合いの場をもち、契約書の締結、または見直しをしてください。

このケースでは、事業者が申し出、許可した残業には割増料金がつくことを説明したところ、実習生はむしろ積極的に残業をするようになりました。

拒否されることも考えられますが、その場合は実習生の派遣団体に相談します。他のことも、本人と話し合って、深堀りせずに派遣団体を通しましょう。

第7章
めざせ！　ホワイト

労務管理に大切なこと

労務管理とは硬い響きの言葉です。人事管理ならともかく、労務管理なんて大企業のすることだと思われるかもしれません。けれど人を雇い、業務を円滑に効率的に進めるうえで欠かせないものです。

労務管理の役割は、労働力を効率的に活用すること。そのために雇用側と被雇用側の協力関係を築くことです。スタッフの個別管理が人事だとすると、職場の管理が労務管理といえるでしょう。

職場の環境が適正なものであれば、スタッフのモチベーションや職務の効率は上がります。求職者から選ばれる職場になれば、よい人材も集まります。顧客や利用者はもちろん、関連の業者などともよい関係が維持できます。それは医療機関や介護施設にとっても理想的な経営状態であり、すべての人にとってメリットがあります。

決して机上の空論や理想論ではなく、現実化できるものです。ただし、順を追って間違いなくシステムや環境を整えていかなければなりません。

労務管理の具体的な内容は、次項以下で簡単に説明します。ここではホワイトな職場であるためのチェックをしてみましょう。

勤務時間をチェックする

スタッフの勤務時間については、記録をしていない医療機関や介護施設はないと思います。タイムカードや、スタッフ自身の手書きの管理表など、記録はどのような形でもかまいません。

ただし、その記録が正しいものかどうかのチェックまで行わなければなりません。タイムカードを押したあと、職場に残って業務をしている。後片付けや掃除、業務上の連絡も、当然業務に含まれます。自宅に戻ってから、業務上の電話連絡、メール連絡を義務付けたり、奨励したりすることも、厳密には違法になります。

また、有給休暇や振替休日、代休をきちんととれているか。無断、または記録なしで休日出勤をしていないか。そういうこともチェックしなければなりません。

上司の命令で、こっそり残業や休日出勤をしていた。それを知らなかったでは、人事管理責任を問われても仕方ありません。

記録を取る。取った記録が正しいかチェックして、管理する。それを徹底することです。

配置をチェックする

人員配置は人事の重要な案件です。それが適正か適正ではないかは職場の環境や仕事の効率、つまり労務管理に関わってきます。

一部の部所に負荷がかかりすぎていたり、人手のバランスが悪かったり。または、適性や希望をあまりにも無視した配置や、採用時の約束と異なる職務への配置なども再考の必要があります。

仕事である以上、全員の希望を叶えられないのは仕方ありません。けれど、希望や適性に沿ってないスタッフがいた場合、それを把握し、きちんと話をしておくことが必要です。なぜその仕事に就いてもらわなければならないのか。どの程度、そのスタッフの負担になっているのか。将来的にどのような方向で考えているのか。スタッフから聞き取りをし、医療機関や介護施設側の状況も説明しておきます。

また、いわゆる「肩叩き」的な人員配置はトラブルのもとです。誰もが避けたい業務がある場合、公平な配置を心がけること。医療機関や介護施設としての事情や配慮を周知することが必要です。

ハラスメントをチェックする

ハラスメントは絶対に許さない。その意志を職場で共有しなければなりません。何がハラスメントに当たるのかを周知し、必要であれば意識改革のための研修や教育も行うべきです。

スタッフから訴えがないから大丈夫。それは通用しません。ハラスメントを訴えることができるのは、ともすればモンスターにもなりかねない自己意識をもった人や、声を上げる強さを持っている人、協力者を得た人、よほど追い詰められた人などです。

ほとんどのハラスメントは、訴えることができずに自分を追い詰めていくような人に対して加速していきます。

普段から職場内の雰囲気に目を配る。定期的にスタッフと面談をする（ハラスメント対策に限らず）。そういったことでハラスメントを見つけ出せればいいのですが、実際はなかなか難しいものです。

ハラスメント撲滅の意志を徹底化することは、本人や周囲の人間が声を上げやすい雰囲気、環境づくりに貢献します。また、ハラスメント教育と合わせて、悪気なくハラスメントをしている者、この程度は許されると思っている者に対する気づきにもなります。

モンスタースタッフをチェックする

ハラスメント対策としての教育には、行き過ぎた訴えに対する項目も設けておきたいものです。ここまでいったら、訴えとして過剰と考えられるラインを周知するのです。

モンスタースタッフは、常日頃から自分都合で生き、行動しています。日頃の言動から、モンスター化する人間というのは、ある程度わかるものです。もちろん、だからといって、なにもないのに特別な注意や扱いをするわけにはいきません。

ただ、モンスタースタッフは往々にして仕事の能力が高かったり、要領がよかったりするものです。そのために、日頃のどうでもいいような小さな要求を、許してしまいがちです。それがモンスター化の温床になることが少なくありません。

とにかく、スタッフ全員に公平に接すること。そしてモンスター化しそうなスタッフの予兆があれば、全員に対して、就業規則や職場のルールとマナーの徹底、ハラスメントと不当な要求などに関する研修を実施しましょう。

そして聞き取りや面談などで、気持ちを吐き出す場を作ることとです。コミュニケーションのいい職場では、ハラスメントやモンスター化が起きにくいといわれています。それは事実だと、私どもも感じています。

就業規則をチェックする

前述の通り、10人以上の労働者を雇用している医療機関や介護施設は、就業規則を作成（または、変更）し、管轄の労働基準監督署に届け出なければなりません。就業規則には解雇規定など、必要な項目があり、ルールに則って定めなければなりません。ルールに則っていれば労働基準監督署に受け付けてもらえますが、その後はその就業規則に、スタッフだけでなく医療機関や介護施設も縛られることになります。

就業規則の内容を明確に理解していないということがあれば、大至急チェックしてください。そしてその内容が必要十分であるかどうか、できれば専門家の意見を仰ぎたいものです。

特に解雇事由に関しては、これであれば解雇できるというよりも、記載されていなければ原則解雇できないものという目でのチェックが必要です。

内容をしっかり把握しているという場合も、定期的な見直しが必要です。リスクの種があれば、後回しにせずに規則の改定を進めること。少しでも就業規則の内容を変えた場合は、スタッフ全員に通知するだけでなく、明確に周知させる必要があります。

雇用契約書をチェックする

これも繰り返しになりますが、各スタッフとの雇用契約は、就業規則よりも重んじられます。個別案件が重視されるのです。

スタッフひとりひとりの雇用契約を把握している医療機関や介護施設は多くないでしょう。けれどなにかあったときに拠り所になるのがこの書類です。それを肝に命じて、作成の際に万全の注意を払うことはもちろん、配置換えや面談などの際には、丁寧にチェックしましょう。

必要に応じ、本人の同意を得て改定も検討します。就業規則同様、少しでも変えた場合は本人への周知を徹底します。

雇用契約に関わることでもうひとつ。実は多くの医療機関や介護施設で、スタッフの給与や賞与の計算間違いが起きています。一説によると、9割の雇用者が給与計算の間違いをおかしたことがあるとも言われています。

労働時間の集計、計算式、保険料率、税率など、どこかで些細な間違いをしただけで、当然のことながら数字は変わってしまいます。互いに気づかないことがほとんどですが、間違いが見つかった場合の手続きには相当の手間がかかります。

スタッフから遡って請求されたり、保険料や税金などの精算が発生したりするかもしれません。給与を正しく計算できるシステムを整えることは非常に重要です。

医療・介護事業者支援制度の運用を確認する

国だけでなく、自治体などでも様々な医療・介護事業者支援制度を設けています。特に時代の要請を受けて、介護や福祉事業者への支援は手厚くなっています。これを利用しない手はありません。

支援制度を適正に活用し、運営に生かす。それは事業者、スタッフ、利用者すべてのメリットに繋《つな》がります。また、みんなのメリットになるよう活用しなければばなりません。

国の公的支援に関しては、まず厚生労働省のウェブサイトから当たるといいでしょう。該当するものがあるかどうかは別として、様々な支援の実態を相対的に感じ取ることができるかと思います。

さらに事業所が位置する自治体などの制度をチェックし、理解します。追加や変更も激しいので、日頃からしっかりチェックしておき、定期的に確認しましょう。

支援制度を申請できるのは、ホワイトな事業者だけです。少しでも労働法に抵触する面があったり、そういう疑いがあったりすることが判明すれば、支援制度は受けられないのが一般的です。そういう面でも、事業所が知らず知らずのうちにブラック化していないかのチェックは怠りませんように。

スタッフ教育を徹底する

医療や介護の現場でのスタッフ教育というと、ＯＪＴを中心とした研修をイメージする人が多いかと思います。

スタッフ教育の目的は、大きく分けて二つ考えられます。

一つ目は、共通認識の構築。その医療機関や介護施設の一員として働くために、必要な知識やモラル、マナー、考え方、共有すべき規範などを浸透させるためのものです。

ハラスメントをしない、させない意識や、コンプライアンス意識など、どんな職種にも共通する社会人としての振る舞いを徹底します。これは新人教育のように思われがちですが、そうではありません。経験を重ねるごとに、基本の約束事に対する意識が甘くなるのはよくあることです。

「これくらい」「こっちのほうが仕事がしやすい」などという独自の論理で職務にあたってしまうことがありがちです。それを医療機関や介護施設側も「少しぐらい」「別に悪影響もないから」などと許容してしまうというのも、よく見ることです。

これはいけません。不公平感を招いたり、モンスター化の芽になったりすることがあります。医療機関や介護施設とスタッフ、両方の意識の緩みをチェックし、排除するためにも、定期的な研修をお勧めします。

二つ目は、職務に関する技術的な教育があります。スタッフのレベルごとに、ステップアップを目的とした研修を設けたいものです。日頃は業務に追われ、現場での対応に終始するスタッフに向けて、あえて座学の研修を設けるのもいいでしょう。新鮮な気持ちと新たな技能の両方をもたらす効果が期待できます。

また、スタッフとの面談も定期的に実施したいものです。面談というと硬いイメージですが、気軽に話せる雰囲気を心がけ、日頃の想いや、言いたいことなどを、ざっくばらんに語れる場を設けましょう。

専門家の手を借りる

きちんとするべきことをしてさえいれば、どんなトラブルや訴えに対しても怯《ひる》むことはありません。逆にいえば、医療機関や介護施設を守るためにできることは、「するべきことをしておくこと」。この一言に尽きます。

スタッフが医療機関や介護施設に対しての帰属意識が強く、医療機関や介護施設もスタッフを家族のように思って守るという風潮があったかつての日本では、医療機関や介護施設も、スタッフも、するべきことは、職場で円満・円滑にそれぞれの役割を果たすことだったのかもしれません。ごく一部の悪意のある医療機関や介護施設、そこで働くスタッフ、利用者や患者などの存在を除けば、みんなが互いのために一生懸命に働くということで、話は済んでいたのかもしれません。

しかし、価値観の多様化や経済の停滞をはじめとする様々な理由が絡み合い、牧歌的ともいえる時代は終わりました。それは悪いことではなく、あらゆる立場の人々が公平に義務を果たし、権利を主張できる環境だということもできます。

整備の進んだ法に基づいて、誰もが余計な忖度や遠慮をさせられる必要もなく、仕事が仕事として健全に進められていく。そういった社会だと思えば、それはいいことです。正しいと定められたことを正しく行えばいいのです。

とはいえ、法の解釈の問題や、そもそもするべきことは何なのか、それがわかっても、何をどう進めていっていいのか。それが明確になっていない事業者は多く見られます。しっかりしているつもりでも、抜け穴があったり、不備があったりするケースは繰り返し見てきています。

不安なこと、不明なことがあれば、専門家の手を借りることを検討していただきたいと思います。私どもは、訴えられてから、トラブルが起きてから相談された場合ももちろん全力でサポートします。

しかし、就業規則を作る時、様々な契約の内容、職場のチェック機能を設ける時など、その時点で相談を受けていたら間違いなく訴えは退けられた、せっかく努力していたのに、なにかが少し足りないだけで敗訴し、莫大なお金と多大な労力をもっていかれなければならなかった、そういう事態に日々、直面しています。

転ばぬ先の杖になれば、それが一番、関わるすべての人々にとってのメリットになると信じています。そしてもちろん、躓《つまず》きそうになったとき、転んでしまったときにも、できるだけ早い対応がものをいいます。

気になることがあれば、とりあえず相談だけでもしてみる。必要であれば労務管理のアウトソーシングを検討する。そのことを、トラブルや訴訟の現場で、医療機関や介護施設側に身を置く専門家として強くお勧めします。

一度でも訴えられたら、それだけで多額の費用と膨大な労力がかかります。マイナスイメージの払拭も大変で、その後のリクルートにも影響します。たとえ訴訟で勝ったとしてもです。ましてや負けてしまったら……今さらここで言うまでもありませんね。

最後にもう一度、ブラック度指数のチェックをどうぞ！

ブラック度判定シート（簡易ver.）

次の質問のあてはまるものにチェック☑を入れてください。

□ 1. 就業規則を作成していない、または就業規則を5年以上変更していない
□ 2. 就業規則の内容と実態が一致していないところがある
□ 3. 過去3年以内に労働基準監督署の是正勧告を受けた
□ 4. 支払い基準があいまいな手当がある
□ 5. 労働（雇用）契約書を作成し職員に渡していない
□ 6. 過去6か月以内に36協定の限度時間を超える月があった
□ 7. 固定時間外手当見合いの残業時間を超えた場合でも差額を支給していない
□ 8. 残業手当の計算に入れていない手当がある（家族、通勤、住宅手当等除く）
□ 9. 手待ち時間を休憩時間としている
□10. 宿直・日直制度があり、現在でも実施している
□11. 月80時間以上の時間外労働（残業・休日勤務など）がある
□12. うつ（精神的不安定なものも含む）の職員がいる
□13. 清掃時間、着替え時間、ミーティング時間を労働時間に入れていない
□14. パワハラ、セクハラ、ドクハラ等のハラスメントを訴えてきた職員がいる
□15. 名ばかり管理職がいる（全医師を管理職としている、など）

本書をお読みのあなたの事業所のブラック度を無料で診断させていただきます。

ご希望の場合は、上記のチェックをつけて、下記の項目をご希望の上ベストパートナーズへFAXまたはメールにてお送りください。

弊社から診断結果報告をメール添付にてご報告させていただきます。

（※下記の項目すべてにご記入いただいた事業所様のみご報告させていただきます）

送信先　FAX の場合　06-6367-7896（または03-6261-2431）
　　　　mail の場合　info@t-roumu.com

会社名			TEL	
所在地			FAX	
氏　名		E-mail		

あとがき

最後まで本書にお付き合い頂きありがとうございました。

政府の働き改革により、２０１９年4月以降、時間外労働（休日労働含む）の上限規制（月１００時間未満）や年次有給休暇の強制消化（年5日）などをが次々と事業所に押し付けられてきます。

これらの荒波をどう乗り越えるかによって、医療・介護業界の経営者にとって生死を分けることになります。

私ども社会保険労務士法人ベスト・パートナーズは医療機関・介護施設の労務問題対応のエキスパートでありプロです。医療・介護業界の経営者の強い味方です。

どうぞ、一人で悩まずに気軽にお電話又は、メールでご相談下さい。私たちは全力であなたのお手伝いをさせて頂きます。お約束します。

連絡・相談先　ＴＥＬ（大阪）０６-６３６７-７８９５
（東京）０３-６２６１-２４３０
ＦＡＸ（大阪）０６-６３６７-７８９６
（東京）０３-６２６１-２４３１
Mail：info@t-roumu.com

医療・介護業界の相談実績No.1のベスト・パートナーズが全力サポート致します!

社会保険労務士法人ベスト・パートナーズ

竹谷《たけたに》 保宣《やすのぶ》　米田《こめだ》 憲司《けんじ》

代表社員/特定社会保険労務士　専務社員/特定社会保険労務士

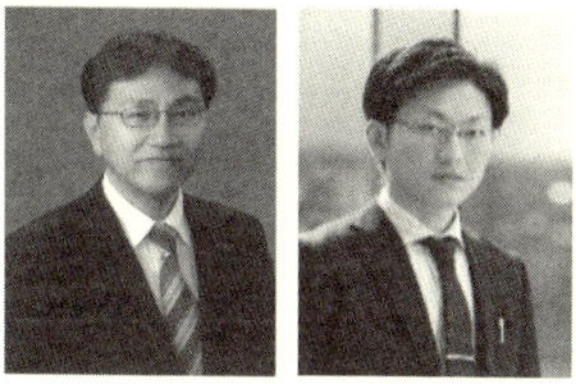

〒530-0047
大阪市北区西天満5-10-17 西天満パークビル4F
〒102-0074
東京都千代田区九段南3-8-11 飛栄九段ビル5F
TEL:大阪(06-6367-7895) 東京(03-6261-2430)
FAX:大阪(06-6367-7896) 東京(03-6261-2431)
E-mail : info@t-roumu.com
URL : http://www.t-roumu.com

平成出版 について

本書を発行した平成出版は、基本的な出版ポリシーとして、自分の主張を知ってもらいたい人々、世の中の新しい動きに注目する人々、起業家や新ジャンルに挑戦する経営者、専門家、クリエイターの皆さまの味方でありたいと願っています。

代表・須田早は、あらゆる出版に関する職務（編集、営業、広告、総務、財務、印刷管理、経営、ライター、フリー編集者、カメラマン、プロデューサーなど）を経験してきました。そして、従来の出版の殻を打ち破ることが、未来の日本の繁栄につながると信じています。

志のある人を、広く世の中に知らしめるように、商業出版として新しい出版方式を実践しつつ「読者が求める本」を提供していきます。出版について、知りたい事やわからない事がありましたら、お気軽にメールをお寄せください。

book@syuppan.jp　平成出版　編集部一同

労働トラブル110番 医療・介護業界編
―ブラック企業と呼ばれないための必須対策―

平成31年（2019）1月 6日　第1刷発行

著 者　竹谷 保宣（たけたに・やすのぶ）
米田 憲司（こめだ・けんじ）
社会保険労務士法人　ベスト・パートナーズ
著者への連絡先：TEL03-6261-2430（東京）　06-6367-7895（大阪）
HP: http://www.t-roumu.com
Mail: y-taketani@t-roumu.com　k-komeda@t-roumu.com

発行人　須田 早
発 行　平成出版 株式会社
〒104-0061 東京都中央区銀座７丁目13番５号
NREG銀座ビル1階
マーケティング室／東京都渋谷区恵比寿南２丁目
インフォメーション本部／東京都港区赤坂８丁目
TEL 03-3408-8300　FAX 03-3746-1588
平成出版ホームページ http://www.syuppan.jp
メール: book@syuppan.jp

発 売　株式会社 星雲社
〒112-0005 東京都文京区水道1-3-30
TEL 03-3868-3275　FAX 03-3868-6588

出版プロデュース／株式会社 Riche Lab （山本 達裕）
取材協力／稲佐知子
編集協力／安田京祐、近藤里実、二木由利子、近藤洋右
本文DTP／小山弘子
印刷／(株)ウイル・コーポレーション